AF493713

# LE RACHITISME ET L'ALIMENTATION

PARIS, LIBRAIRIE. — MIRECOURT, IMP. HUMBERT.

LE

# RACHITISME

ET

# L'ALIMENTATION

## CONSEILS

## AUX MÈRES ET AUX NOURRICES

## CAUSERIES POPULAIRES



PAR

LE DOCTEUR DEBOURGE

Membre correspondant de vingt-sept Académies et Sociétés savantes,
Lauréat de plusieurs Académies.

> L'alimentation peut donner le rachitisme aux jeunes enfants, elle peut aussi les y soustraire : donc aux personnes qui les élèvent à s'opposer au développement de cette affreuse maladie....

---

MIRECOURT
CHEZ HUMBERT, IMPRIMEUR-LIBRAIRE-ÉDITEUR
Rue de l'Hôtel-de-Ville, 31

DÉPOT A PARIS, CHEZ MM. GOETZ ET P. BUISSON
Rue d'Anjou-Dauphine, 9

1866

# AUX MÈRES ET AUX NOURRICES

Dans un moment où sur tous les points de la France on s'occupe avec une si admirable activité de l'instruction du peuple, j'ai voulu, moi aussi, apporter une fois de plus mon grain de sable au monument gigantesque qui fera l'éternel honneur de notre époque ; j'ai voulu dire aux mères et aux nourrices que l'alimentation peut donner le rachitisme aux jeunes enfants ; qu'elle peut aussi les y soustraire, et qu'il dépend d'elles surtout de faire disparaître cette affreuse maladie.

Enseigner au peuple les moyens de conserver sa santé, c'est le doter de la plus précieuse des richesses ; faire connaître aux mères la meilleure méthode à suivre pour élever leurs enfants, pour faire des hommes, des citoyens forts, bien constitués, le plus possible exempts de maladies, c'est répondre au vœu le plus ardent de leur cœur, c'est leur faciliter l'accomplissement de la tâche immense que Dieu lui-même leur a commandé de remplir.

Bonnes mères, excellentes nourrices, dans un petit ouvrage à vous tout particulièrement destiné : *Le Livre des jeunes Mères*, je vous ai donné mille et un conseils sur la manière d'élever vos enfants. Aujourd'hui, dans cet opuscule, qui sera le complément du travail précédent, l'étude du rachitisme, à laquelle nous allons nous livrer ensemble, vous forcera bien davantage encore à l'application plus raisonnée, plus rigoureuse des précieux enseignements que vous avez reçus ; vous verrez dans quelles conditions naît le plus ordinairement le rachitisme ; vous aurez de plus en plus horreur de cette hideuse et si meurtrière affection ; vous verrez qu'il dépend de vous de la faire, sinon complètement disparaître, de la rendre du moins une rare exception. Vous ne faillirez point à vos nouveaux devoirs ; vous vous empresserez tout au contraire de faire tourner les erreurs, les préjugés, les dangereuses routines du passé, au profit du présent et aux progrès de l'avenir ; vous voudrez, une fois de plus, mériter de votre sexe, de votre famille, de vos concitoyens, de votre patrie et de votre Dieu.

Il est une malheureuse vérité contre laquelle on ne saurait trop de fois s'élever, c'est que, si l'on se fait un devoir d'enseigner à la jeune fille une foule de choses agréables, une foule de choses utiles, on néglige tout à fait ce qu'il lui importerait par dessus tout de savoir. On ne lui donne aucune notion sur ce qui se rattache à la manière d'élever les enfants. On la marie et on la laisse dans l'ignorance absolue de choses qu'il lui importerait tant de connaître dans la nouvelle condition qui s'ouvre pour elle. Aussi, combien de larmes amères! combien de pauvres petites créatures, qui ne demandaient pas mieux que de vivre, paient-elles de leur existence le défaut de savoir de leur mère ; combien d'autres restent-elles malades, et combien sont atteintes de difformités auxquelles il eut été si facile de s'opposer. Il y aurait un moyen peut-être de prévenir d'aussi grands maux, ce serait de placer dans la corbeille de la mariée un de ces ouvrages, à la mère tout particulièrement destinés, qui réparât un oubli dont les véritables amis de l'humanité feraient bien de religieusement s'occuper. Pour nous, mesdames, — et fasse Dieu que notre exemple soit partout suivi, et que les enseignements qui vont suivre soient portés à la connaissance de toutes les mères, — entrons donc de suite dans la nouvelle voie que je viens vous ouvrir ; et, si, de toute part, des voix plus autorisées parlent au peuple de tant de choses scientifiques destinées à produire d'immenses biens, de notre côté, occupons-nous dans ces modestes causeries d'un sujet bien digne d'occuper la plus large place dans le cœur d'une mère : le suprême bonheur d'avoir donné à la famille, à la société, à l'État, des hommes bien constitués, des hommes vigoureux et sains, des hommes tels qu'il les faudrait pour le bien de tous.

---

# LE RACHITISME

ET

# L'ALIMENTATION

---

## CHAPITRE PREMIER

---

**Considérations générales. — Effets, désordres, difformités.**

Savez-vous, mesdames, ce que c'est que le rachitisme? — Le rachitisme ou rachitis, c'est le ramollissement, la déformation, l'arrêt du développement et la fragilité des os... Vous avez vu des bossus, des bancroches, des êtres rabougris, contournés ; eh bien, tous ces individus, ce sont pour la plupart des rachitiques. Je dis pour la plupart, parce que quelques-uns avaient pu devoir exceptionnellement la difformité qu'ils présentent à quelque autre accident qu'au ramollissement de leurs os...

N'allez pas croire cependant que, pour être rachitique, il faille de toute nécessité que se trouvent réunies toutes les difformités que je viens de citer. Le rachitisme a ses degrés, ses arrêts, ses progressions.

N'allez pas croire non plus que, d'après son étymologie, *rachis*, épine, le rachitisme n'affecte le plus généralement que la colonne vertébrale, l'échine ; cette maladie peut porter ses ravages sur la totalité des os, de même qu'elle peut n'en frapper que quelques-uns ; mais je dois vous dire de suite, que les vertèbres, les côtes, les clavicules, les os du crâne, ceux du bassin et les os longs des membres, des membres inférieurs principalement, sont ceux sur lesquels ses manifestations se portent le plus particulièrement.

Le rachitisme peut atteindre l'enfant dans le sein de sa mère ; il peut aussi frapper le vieillard ; mais le plus ordinairement c'est une maladie de la première enfance, et il résulte, d'un relevé auquel on peut ajouter toute confiance, que, sur 346 observations de rachitisme, cette maladie ne s'est manifestée que 5 fois sur des sujets de 5 à 12 ans... L'adolescence et l'âge adulte sont loin d'en être absolument exempts cependant. Tenez, jetez les yeux sur cette gravure qui date de 1753, et voyez à quels épouvantables désordres le rachitisme peut conduire. Dans quel hideux état s'est trouvée cette pauvre femme ; ses membres inférieurs se sont relevés peu à peu le long des parties latérales du corps !... Ses pieds touchent sa tête, ses bras sont amincis, tordus, affreusement contournés ; son tronc, ses cuisses, son échine, tout est déformé!... Un savant médecin, un homme illustre dont la ville et la Société médicale d'Amiens s'enorgueillissent à de si justes titres : le grand Fernel, a parlé « d'un militaire dont les os des bras, des jambes et des cuisses étaient devenus si flexibles, qu'on les pliait comme s'ils étaient de cire ; » et beaucoup d'autres praticiens ont rapporté des faits plus ou moins analogues. Seulement ici le rachitisme a été baptisé d'un nom qui, parfaitement, le caractérise : on l'a désigné par le mot ostéomalacie, qui signifie ramollissement des os...

Disons-le de suite, si tous les médecins ne sont pas d'accord sur la parfaite identité du rachitisme et de l'ostéomalacie, cela paraît tenir surtout à l'état du squelette aux différents âges. Pour nous, du reste, ce point est de peu d'importance : ce n'est pas pour la science que nous écrivons.

Il y a surtout trois grandes époques de la vie où le rachitisme surgit le plus particulièrement : la dentition, la puberté, — celle des filles surtout, — et la grossesse. Il est constaté que le sexe féminin en est plus fréquemment frappé que l'autre sexe. Le rachitisme du sexe féminin dans la première enfance n'est en général, eu égard à l'autre sexe, que comme 5 est à 3 ; à cette époque de la vie, le sexe ne diffère guère que par le nom ; il en est autrement plus tard. A l'âge de la puberté, les courbures de la colonne vertébrale, les déviations de la taille, sont pour les filles, comme 15 et même 20 est à un ; dans l'âge adulte, le ramollissement des os se montre comme 10 est à 3 : ce sont des savants qui nous ont donné ces chiffres. Vous le voyez, mesdames, le rachitisme affecte une assez notable prédilection pour votre sexe. Celui-ci va se venger ; il va être donné à la femme d'écraser la tête du monstre ; — je parle surtout ici du rachitisme infantile ; — espérons donc que dans un avenir prochain on ne le rencontrera plus... La femme d'autrefois a fait beaucoup de bien, la femme d'aujourd'hui est destinée à en faire davantage encore. A mesure qu'on instruira la femme de tout ce qu'il lui importe de connaître, à mesure que son éducation l'élèvera au niveau de la providentielle mission qu'il lui appartient de remplir, la famille, la société entière grandiront, s'épureront, se perfectionneront, se régénéreront au souffle, au contact de ce sublime apôtre du progrès, du bien-être et de la civilisation pour tous...

Ainsi donc, sexe féminin, dentition, âge de 6 à 18 mois à 3 ans, puberté, grossesse, voilà les époques où l'on rencontre le plus fréquemment le rachitisme ; le reste rentre dans les exceptions. Enregistrez d'abord ces faits dans votre mémoire, et ne les oubliez pas...

Afin de plus fructueusement nous entendre dans ces entretiens sur le rachitisme, et pour vous faire assister en quelque sorte à la première phase de cette maladie, je me suis livré pour vous à l'expérience que voici :

La pièce que je vous présente, c'est une portion d'os qui, après macération dans un acide affaibli — l'acide chlorhydrique étendu d'eau, — est devenue molle et flexible telle que vous la voyez ; tenez, je la coupe aussi facilement que je couperais un tuyau de plume. L'acide a séparé de l'os ce qui le rendait dur et d'une si grande solidité... Eh bien, la même chose à peu près se passe à l'égard des os des rachitiques... Vous concevez de suite, n'est-ce pas, comment, arrivés à l'état plus ou moins mou, plus ou moins gélatineux suivant la gravité plus ou moins grande de la maladie, tous ces os doivent fléchir, se déformer, devenir impropres à soutenir le poids du corps et à remplir envers des organes d'une extrême importance la mission protectrice et conservatrice à laquelle la nature les avait commis... Mais, me demandez-vous, qu'est-ce donc qui donnait à l'os de votre expérience la dureté, la solidité qu'il n'a plus? — C'étaient des sels terreux, calcaires, parmi lesquels un, le plus abondant de tous — il entre dans la composition des os pour un bon tiers, — porte le nom de PHOSPHATE DE CHAUX... C'est donc à l'absence de ce sel qu'est dû le ramollissement de l'os que je viens de vous soumettre ; c'est aussi à l'absence du phosphate de chaux qu'est dû le rachitisme des jeunes enfants et l'ostéomalacie des adolescents et des adultes...

La gélatine, combinée avec des sels calcaires, avec du phosphate de chaux surtout, voilà ce qui constitue le tissu osseux... Ce tissu, de même que tous les autres tissus de notre économie, a ses pertes, ses réparations, son accroissement ; il est donc absolument indispensable que rien ne vienne entraver la marche de ce grand acte voulu pour la charpente humaine : ce sont les os qui soutiennent, qui impriment les forces , qui maintiennent tout...

Avant d'aller plus loin, il n'est peut-être pas inutile que nous cherchions à nous rendre compte de ce qui peut amener plus particulièrement le ramollissement des os dans les circonstances que nous venons d'établir...

A l'époque de la dentition, de nouveaux os doivent se produire quand déjà tous les autres os ont besoin de croître avec une grande rapidité. A l'époque de la dentition aussi, arrive le sevrage, quand toutefois celui-ci ne l'a point devancée, ce qui malheureusement n'a lieu que trop de fois ; arrivée avec lui, cette alimentation inappropriée, inopportune et si dangereuse qui, comme vous le verrez bientôt, joue un si grand rôle dans la production de la maladie dont nous nous occupons...

On l'a dit, et vous-même combien de fois ne l'avez-vous pas répété : *Beaux enfants jusqu'aux dents*... C'est qu'en effet, à cette période de la vie, une grande perturbation s'opère, un certain nombre de maladies surgissent... Chacune de vous n'a-t-elle pas vu des troubles intestinaux, de mauvaises digestions, des convulsions, des diarrhées, des bronchites, des vomissements incessants, le choléra des petits enfants, etc...; toutes affections généralement fort graves et qui enlèvent une grande quantité de ces adorés chérubins, dont la mort laisse au cœur des mères des plaies qui saignent toujours, qui ne se cicatrisent point !...

Quand, à l'âge de sept ans, époque ordinaire de la deuxième dentition, on rencontre aussi le rachitisme, cela tient le plus généralement à l'accroissement quelquefois extraordinaire que l'on remarque alors chez un certain nombre d'enfants. On conçoit en effet que, dans un développement aussi rapide du système osseux et de chacun des autres systèmes, l'organisme puisse bien, nombre de fois, se trouver impuissant à fournir tous les matériaux nécessaires : de là le ramollissement des os ; de là les diverses maladies plus particulières à cet âge.

La puberté, elle aussi, amène un grand accroissement de la taille, elle vient, si je puis de la sorte m'exprimer, mettre sous ce rapport le couronnement à l'œuvre : après la puberté, dans le plus grand nombre des cas, on ne grandit plus.

Presque toujours le jeune garçon saute d'un bond et sans difficulté aucune, de l'autre côté de la ligne qui sépare la seconde enfance de l'époque où il devient un homme ; en est-il de même des jeunes personnes ? Vous pouvez répondre, mesdames ; beaucoup d'entre vous ont connu ces langueurs, ces fièvres lentes, ces chloroses, ces pâles couleurs, cette foule d'accidents nerveux et de désordres de bien des genres qu'elles ont dû traverser quand elles ont cessé d'être des enfants, qu'elles sont devenues *grandes filles*.

La grossesse, maintenant, quels changements n'apporte-t-elle point dans la santé, dans l'organisation, dans la constitution de la femme ? Sans insister sur ces dégoûts, sur ce défaut d'appétit, sur ces vomissements parfois si opiniâtres et si dangereux, sur toutes les perturbations qui surgissent à cette solennelle époque de la reproduction humaine, j'arrive à vous dire de suite que, parmi les modifications qu'éprouve l'organisme entier pendant la gestation, il en est un bien remarquable, qui frappe les os eux-mêmes, et qui leur imprime constamment un certain degré de ramollissement qui, dans l'immense majorité des cas, n'est que passager de même que celles des autres modifications amenées par la grossesse et qui disparaissent de la femme avec cette dernière. Il arrive cependant que quand le ramollissement osseux dont je vous parle a été porté trop loin, qu'il se renouvelle à de trop courts intervalles à l'occasion de nouvelles grossesses ou qu'il se trouve lié à des influences toutes particulières, il devient une véritable maladie, il amène cette affection terrible : l'ostéomalacie dont il vous a été dit un mot et qui, le plus ordinairement, résiste à tous les moyens qui sont dirigés contre elle. On a vu des grossesses gémellaires déterminer ce grave ramollissement des os...

Dans l'état de gestation, le sang des femmes doit, de toute nécessité, fournir une certaine dose de phosphate de chaux aux os du nouvel être qui se développe en elles. Est-il donc étonnant que les leurs se trouvant privés de tout celui qui leur est nécessaire, ils en soient, de la sorte, si fâcheusement influencés ? L'urine des femmes enceintes charrie du phosphate de chaux comme celle des enfants rachitiques. Certains os, les os du crâne plus particulièrement, subissent un épaississement marqué, et des dépôts de substance osseuse s'y font remarquer. Les os du bassin présentent aussi très fréquemment de ces petites concrétions.

Vous toutes, mesdames, qui avez eu des enfants, vous avez, dans vos grossesses, bien des fois remarqué à la surface de vos urines une espèce de *cremor* qui n'est autre chose qu'une couche de ce phosphate dont je viens de vous entretenir... Ces faits si remarquables ne pourraient-ils donc pas être rattachés aux troubles, aux déviations de sécrétion et de transport du phosphate de chaux qui se trompe de chemin, forcé d'en prendre un qu'il n'avait pas l'habitude de suivre, aujourd'hui qu'il est indispensable qu'il aille solidifier les os de l'enfant qui se produit?...

Un autre fait de déviation non moins remarquable encore, c'est celui-ci : une femme grosse se casse un membre, son enfant naît rachitique : l'organisme a dû faire une plus grande dépense de phosphate de chaux pour la soudure de l'os de cette femme, et les os de l'enfant n'en ont point eu assez. Je me hâte d'ajouter que les faits de ce genre ne sont que de rares exceptions. Mais ce qui est bien plus fréquent, c'est une tardive consolidation des os chez les femmes enceintes atteintes de fractures : déjà leurs os ont subi un certain degré de ramollissement, une déperdition notable de leur phosphate de chaux amenée par l'état de grossesse, et la nature a besoin d'une certaine quantité de ce sel pour les os de l'embryon... Du reste, mesdames, vous ferez ce que vous voudrez des explications que je viens de vous donner; leur principal but, c'est de mieux fixer toute votre attention...

Si nous portons ailleurs notre observation, si nous étudions ce qui se passe dans l'immense famille des animaux et dans celle des végétaux, alors que tous sont arrivés au moment de leur reproduction, ne voyons-nous pas également des phénomènes bien significatifs et que force est à chacun d'admirer?.. A l'époque du rut, pendant la durée de la gestation, que de modifications toutes spéciales ne constate-t-on point chez toutes les femelles d'animaux?... Et, lors de la fleuraison, lors de la fructification, de la *montée* en graines, les plantes elles-mêmes n'éprouvent-elles pas de toutes particulières modifications? Voyez vos carottes, voyez vos oignons monter en graines, et dites-moi ce que deviennent leurs racines... Voyez les betteraves parvenues au même point; la racine de cette plante renfermait du sucre, et en notable quantité jusque-là; elle n'en contient plus, tout a disparu; ce sucre vient de servir au développement des fleurs et des graines qui doivent perpétuer l'espèce. Si nous allions plus loin dans nos recherches nous arriverions constamment à de semblables résultats.

On a vu aussi de grandes perturbations cérébrales, la folie, certaines affections chroniques du cerveau, amener le ramollissement et l'incurvation des os. Toutes, n'est-ce pas, vous vous rappelez à cette occasion cette fille de notre village, cette belle brune qui, à l'âge de 17 ans, a été prise d'aliénation mentale, enfermée pendant plusieurs années, et qui est morte avec les plus bizarres déformations de ses os... Mais, laissons là ces généralités, et arrivons au rachitisme des jeunes enfants, dont nous devons nous occuper plus particulièrement ici...

Rappelons-nous d'abord, mesdames, que c'est entre 6, 18 mois et 3 ans, que c'est surtout dans les 6 derniers mois de la première année et les 6 premiers de la seconde que le rachitisme se montre le plus généralement... Quand, jusque là, un enfant s'était bien porté, s'était convenablement développé, était parfaitement venu, et que tout à coup cet enfant devient triste, maussade, grognon, devient mou, s'affaisse sur lui-même entre les bras de sa nourrice où il se tenait si ferme auparavant, qu'il cesse de jouer, qu'il ne marche plus qu'avec peine; quand cet enfant devient souffrant, se plaint de douleurs générales, semble redouter les moindres contacts, les moindres mouvements, crie même toutes les fois qu'on approche de son berceau pour l'en retirer; quand il s'enrhume fréquemment; quand ses digestions se dérangent, qu'une diarrhée abondante l'épuise, qu'une fièvre continue le mine, qu'il maigrit de jour en jour, qu'il fond à vue d'œil, que ses muscles deviennent à rien , que sa peau se décolore, devient molle, terreuse , que des sueurs nocturnes très abondantes l'inondent, à la tête principalement ; quand les urines de cet enfant, qui, généralement sont abondantes et peu colorées , laissent , par le refroidissement, déposer un sédiment blanc, — lequel n'est autre chose que du phosphate de chaux — soyez sur vos gardes ; consultez votre médecin si déjà vous ne l'avez fait : ce malheureux petit être est frappé de rachitisme ; dans l'espace de deux à six mois, si la chose n'a pas lieu plus tôt, il se déformera, soyez-en persuadées ; ou bien, c'est que la nature ou des soins médicaux efficaces lui seront venus en aide...

Ce n'est pas toujours précédé des signes d'incubation que je viens de vous exposer que le rachitisme débute ; souvent il surgit insidieux et rapide à la suite de quelque maladie aiguë ou chronique éprouvée par le jeune enfant.

Dans d'autres circonstances, le rachitisme ne se manifeste que par un retard dans la marche, par la mollesse des reins et la faiblesse des jambes, comme on le dit... Toutes, vous connaissez cette intelligente petite fille de trois ans qui ne marche point encore, qui ne peut même pas se soutenir sur les jambes, cette enfant est rachitique ; elle a fréquemment de ces sueurs profuses dont je vous parlais il y a un instant ; elle s'enrhume pour les moindres causes, et ses urines laissent souvent déposer du phosphate de chaux. Ni sa poitrine, ni ses membres n'offrent aucune difformité. Seulement les articulations du poignet et du coude-pied sont lâches, et les os de ces deux extrémités présentent un léger renflement. On a vu des enfants atteints de rachitisme ne marcher qu'à l'âge de 5 ou 6 ans, et même parfois beaucoup plus tard.

Vous venez de le voir une fois de plus, la substance qui donne la solidité aux os — le phosphate de chaux, — est éliminé par les urines. L'analyse chimique a démontré que le produit des sueurs renferme aussi une notable quantité de ce sel.

A cette période de la maladie, la tête et le ventre sont plus volumineux que dans l'état normal ; aussi le petit rachitique se fait-il presque toujours remarquer par sa précoce intelligence et par sa gloutonnerie. A propos de cette précocité de l'intelligence dans le rachitisme, précocité qui paraît tenir au développement trop considérable du cerveau, à cause surtout de la mobilité des pièces constituant la boîte osseuse qui le renferme, je dois vous dire de suite que ce n'est pas seulement dans cette redoutable affection que cet état se fait remarquer, on le rencontre également toutes les fois que quelque maladie s'oppose au développement des forces physiques de l'enfant. Je dois vous dire aussi qu'il y a des rachitiques idiots, à tête beaucoup plus petite que dans l'état normal. Chez ces derniers, l'ossification du crâne, loin d'être en retard, s'est effectuée beaucoup trop vite et le cerveau n'a plus trouvé assez de place pour son complet développement...

Si, avant la manifestation d'aucune incurvation, d'aucune nodosité osseuse, vous promenez les doigts sur les parties antérieure et supérieure de la tête de l'enfant, vous rencontrez un endroit mou plus ou moins étendu : c'est la *fontanelle* qui n'est point encore fermée à cause de l'arrêt dans le développement des os de cette partie. Cette *fontanelle* doit être fermée vers la fin de la deuxième année ; quand elle ne l'est pas, c'est un signe bien significatif d'un rachitisme latent ; il en est de même des dentitions tardives. Aussi, convient-il de surveiller avec une grande attention tout enfant dont les os du crâne laissent des vides qui devraient être comblés, ou chez lesquels à l'âge d'un an la dentition, bien que manifestée par ses symptômes ordinaires, n'a encore donné aucun résultat, qu'une seule dent n'est point encore apparue. Il est évident que dans ces cas, il y a arrêt dans le développement, dans l'évolution des os...

Un enfant de 16 à 18 mois, qui n'a encore que deux ou trois dents, mérite la même surveillance ; on consulte souvent son médecin pour des faits moins importants que ceux pour lesquels j'appelle ici toute votre attention.

Lorsque la pousse des dents a commencé avant les premières manifestations de la maladie, ce qui est le plus ordinaire, cette évolution dentaire s'arrête ; et, lorsque les dents sont poussées quand survient le rachitisme, elles se carient rapidement et tombent bien avant le temps marqué pour leur disparition des alvéoles...

Mais, arrive la deuxième période du rachitisme. C'est à cette période de la maladie que les os sont ramollis d'une manière plus marquée, que leurs extrémités deviennent plus volumineuses, forment des nœuds — d'où le mot *nouûre* appliqué à cette affection ; — la poitrine, la colonne vertébrale, les membres se courbent, se déforment, et pour revêtir parfois les aspects les plus extraordinaires, voire les plus repoussants...

C'est pendant la durée de cette deuxième période, qui peut ne pas être moindre de plusieurs mois et même de plusieurs années, que tous les désordres déjà signalés vont en s'aggravant, que la respiration devient de plus en plus difficile, que la circulation s'embarrasse, s'écarte de plus en plus de l'état normal, à cause de la difficulté qu'éprouve le sang à traverser des poumons devenus de moins en moins perméables par leur refoulement dans une cage osseuse désormais par trop étroite pour les contenir.

De cette deuxième période, le rachitique passe dans une troisième, où il trouve la mort occasionnée le plus souvent par une affection des organes respiratoires ou digestifs ; où aussi il trouve sa guérison, soit spontanée, soit obtenue par les conseils de l'art. Ses os redeviennent durs, et plus durs même qu'ils ne l'étaient auparavant ; ils ont subi une véritable éburnation, ils ont la consistance, la dureté de l'ivoire ; seulement, s'il en est qui par les forces de la nature et les contractions musculaires, reprennent leur forme normale, ou à peu près, il en est d'autres qui ne la reprennent jamais, qui constituent de véritables monstruosités...

Je vous l'ai dit, dans le rachitisme l'accroissement s'arrête, les os ne poussent plus. Aussi, les enfants atteints de cette maladie sont-ils d'une stature beaucoup moins élevée que celle que comporte leur âge, ce qui contraste surtout avec le volume de leur tête et celui de leur ventre, et avec l'intelligence, parfois extraordinaire, dont ils sont doués. Un rachitique de deux ans n'est guère plus grand qu'un enfant de six mois. Je vous ferai voir dans quelques jours un enfant de 12 ans, atteint de rachitisme, qui n'a pas tout à fait un mètre, en général ce que mesurent les enfants de 3 ans.

Je vous ai dit aussi que la fragilité des os constitue un des caractères de la maladie dont je vous entretiens. On a contaté de nombreuses fractures sur des enfants en proie au rachitisme congénital; on en rencontre fréquemment dans le rachitisme ordinaire, et, elles sont loin d'être rares dans le rachitisme des adultes et dans celui des vieillards; cela se conçoit parfaitement... Quand les os sont arrivés au point extrême de leur ramollissement, qu'ils n'ont plus guère qu'une bien faible couche des sels terreux qui leur donnaient leur consistance, faut-il donc plus qu'une contraction musculaire, qu'une légère action venue du dehors pour immédiatement les rompre?.. C'est aussi ce qui a lieu assez fréquemment... Tenez, voici un fémur de poulet que j'ai ramolli avec de l'acide chlorhydrique affaibli, de même que je l'avais fait pour le morceau d'os que déjà je vous ai présenté; il est bien mou, comme vous le voyez; courbez-le et portez cette courbure un peu loin; n'est-il pas vrai qu'il se fracture avec une facilité que vous n'auriez point imaginée?...

Un mot actuellement sur la marche de la déformation rachitique; et, tout d'abord, notons-le, cette marche varie selon l'âge auquel l'individu est arrivé, selon qu'il a, oui ou non marché, que le poids de son être, qu'une action musculaire, qu'une compression exercée du dehors a plus ou moins énergiquement agi sur lui...

Bien fixées que vous êtes aujourd'hui sur le ramollissement des os, vous comprenez qu'effectivement leur déformation, leur incurvation doivent se produire par les données que je viens de poser.

Un enfant est très jeune, il n'a point encore marché, c'est sa poitrine qui se noue, qui se déforme la première. Examinez-vous cet enfant, vous lui voyez une poitrine de pigeon, ses côtes sont presque à nu et vous constatez que les extrémités de ces os qui s'articulent avec le sternum, l'os qui les reçoit de chaque côté, forment autant de petits nœuds que l'on compare aux grains d'un chapelet; d'où le nom de *chapelet rachitique*, par lequel on caractérise généralement cette déformation. Le ventre est très volumineux, ainsi que déjà je vous l'ai dit; les côtes sont fortement relevées à la base de la poitrine, elles se confondent avec le ventre, qu'elles coiffent en quelque sorte, et cela à cause de l'aplatissement latéral que la cage osseuse présente à partir du dessous des aisselles. Le foie et la rate sont refoulés en bas, on les sent à la palpation, mais ces organes ne sont pas malades, ainsi qu'on l'a cru bien longtemps... Si vous faites attention à la manière dont respire cet enfant, vous êtes frappé de suite des mouvements de son ventre, cette respiration abdominale est d'une grande importance ; n'existerait-elle que seule, que déjà on aurait des raisons de croire à un commencement de rachitisme. Cette respiration gênée amène bientôt des troubles dans la circulation, dans la circulation veineuse principalement ; de là toutes ces petites veines bleues qui se dessinent sous la peau, au cou, au front, à la racine du nez... Vous vous le rappelez, mesdames, ce dicton populaire : il a des veines bleues qui lui sillonnent le front, il a une veine bleue au dessus de son nez, il ne vivra pas... Rassurez-vous, bonnes mères, rassurez-vous, le désolant pronostic est loin de se réaliser toujours. Tout le monde a connu nombre d'enfants qui, avec l'âge, qui, avec un régime, avec une hygiène convenable, ont vu disparaître ces inquiétants petits vaisseaux ; mais, n'en consultez pas moins votre médecin toutes les fois qu'ils se manifesteront sur vos enfants. L'homme de l'art appréciera à quelle cause ils sont dus, et il vous indiquera les conseils à suivre à cette occasion... Poursuivons...

Mais à quelle cause donc peut tenir cet aplatissement de la poitrine chez un enfant qui reste à peu près continuellement dans son lit? — Je m'attendais à cette question que l'une de vous me pose. — Cela tient à ce que la respiration se fait mal, à ce que les cellules pulmonaires ne se gonflent plus d'une assez grande quantité d'air pour soutenir convenablement les côtes, à ce que celles-ci sont devenues molles, peu résistantes, et qu'elles ont dû de toute nécessité fléchir sous le poids énorme des 16,000 kilogrammes de la colonne atmosphérique que vous connaissez, mais à laquelle vous ne songiez peut-être plus.

Lorsque l'enfant avait commencé à marcher au moment où il a été pris de rachitisme, nécessairement, sa colonne vertébrale doit se courber sous le poids que sa faiblesse et son ramollissement ne lui permettent plus de porter ; nécessairement, les os longs des membres inférieurs doivent en faire autant ; il y a, vous le savez, une force de plus qui agit sur eux, il y a les muscles, quand ils ont encore assez de force pour le faire, il y a les muscles qui, comme autant de cordes fortement tendues, agissent comme la corde de l'arc, qui, incessamment, tend à rapprocher l'une de l'autre ses deux extrémités en incurvant plus ou moins ses autres parties...

Un enfant est arrivé à un certain âge, il n'a

point encore marché, quand déjà depuis longtemps il devrait le faire. Ses jambes ne présentent aucune incurvation, son échine est droite, mais ses bras sont déformés, et même ils le sont assez fortement. Cela devait être ainsi que cela est... Ce petit rachitique, restant le plus ordinairement dans son lit, aucun poids ne pèse sur sa colonne vertébrale ni sur ses jambes ; mais pour s'asseoir, il s'appuie fortement sur les bras ; pour changer de place, il se traîne à quatre pattes ; cette action vous dit donc de suite pourquoi ceux-ci sont déformés...

Le bassin, lui aussi, se déforme bien fréquemment dans le rachitisme, il s'élargit, il s'évase dans le haut sous le poids de la masse intestinale, et en même temps il se rétrécit dans le bas : ce qui devient plus tard la cause d'accouchements malheureux, impossibles et trop souvent mortels...

Vous venez de le voir, mesdames, il ne serait pas possible, dans le rachitisme des jeunes enfants, d'établir une règle fixe par laquelle cette maladie débuterait constamment par les membres inférieurs, ainsi que d'abord on l'avait prétendu ; trop d'exceptions viendraient faire mentir cette règle... Bien que, pour l'ostéomalacie — le rachitisme des adultes, — ce sont le plus ordinairement les membres inférieurs qui s'en trouvent les premiers frappés, une règle qui prétendrait que la chose fût constante, resterait menteuse également ; de nombreuses exceptions pourraient lui être opposées.

Vous tracerai-je actuellement l'état pathologique des os dans chacune des périodes du rachitisme? — Cela n'aurait pas un bien grand intérêt pour vous ; je me bornerai à vous présenter cet os de la jambe d'un rachitique ; voyez comme il est léger, poreux, spongieux. Tenez, il ne pèse rien ; laissez-le tomber sur le parquet, c'est à peine si vous entendez un faible bruit... J'en reste là sur les effets, sur les désordres, sur les difformités qu'amène l'affreuse maladie dont je vous entretiens, et qui fait une si grande quantité de victimes...

---

# CHAPITRE DEUXIÈME

## Causes et dangers du rachitisme.

Au dire de savants médecins, dans le moyen-âge — de 800 à 1453, — les enfants monstrueux dont l'état, depuis, parut pouvoir être rattaché au rachitisme, étaient, par le peuple, considérés comme les produits d'un commerce infâme que leurs mères avaient eu avec des démons... Pauvres femmes! elles avaient beau protester de leur innocence, elles n'en restaient pas moins l'opprobre de leur temps... Peu à peu, l'éclat de plus en plus vif, la diffusion de plus en plus grande des lumières, qu'aujourd'hui l'instruction s'efforce de porter jusque dans les plus obscurs, les plus infimes réduits, peu à peu cette erreur, accompagnée de tant d'autres, a fui loin, bien loin!... On connaît, sinon complètement, toutes les causes auxquelles est dû le rachitisme, du moins, on est suffisamment édifié sur les principales de ces causes, et vous allez le voir, il en est une entre toutes à laquelle on pourrait presque constamment rattacher la production de cette maladie...

Parmi les causes nombreuses auxquelles on a cru pouvoir attribuer la production du rachitisme, il n'en est que quelques unes qui me paraissent plus particulièrement mériter de fixer ici notre attention : l'hérédité, la constitution de l'individu, le séjour dans des lieux bas, froids, obscurs et humides, la consanguinité dans le mariage, les progrès de l'ivrognerie, et par dessus tout la MAUVAISE ALIMENTATION, l'insuffisance de principes indispensables dans cette alimentation, l'alimentation inappropriée à l'âge et au développement des organes digestifs des jeunes enfants ; c'est à cette dernière cause que je faisais allusion dans l'instant ; j'ajoute, le travail prématuré et la prédisposition individuelle... Un mot sur chacune de ces causes...

L'hérédité est loin d'être infaillible dans la production du rachitisme. Un enfant provenant d'un père ou d'une mère rachitique, pourra naître ou devenir rachitique à son tour, mais aussi il pourra naître bien conformé et ne se trouver jamais atteint de la maladie dont a été frappé l'un ou l'autre des auteurs de ses jours, ou même les deux à la fois. La science fourmille de faits de cette nature. Il est vrai de dire cependant qu'un enfant, issu d'un sang antérieurement ou présentement entaché de rachitisme, sera beaucoup plus fréquemment pris de cette affreuse maladie qu'un individu provenant d'un tout autre sang : bon nombre de faits sont là aussi qui, au besoin, viendraient appuyer cette vérité...

On a professé pendant longtemps, et beaucoup le croient encore aujourd'hui, que la constitution lymphatique est une puissante cause de rachitisme ; on a même prétendu que le scrofulisme et le rachitisme ne sont qu'une seule et même affection. On était dans l'erreur ; l'étude approfondie des faits démontre tout le contraire. Le rachitisme, les scrofules et la tuberculisation s'excluent dans la presque généralité des cas ; il y a bien peu d'exceptions à cette règle. Des recherches faites et bien faites, auxquelles on peut ajouter toute créance, ont établi qu'on ne rencontre guère qu'un enfant rachitique sur 80 enfants scrofuleux. Maintenant, sont-ce les enfants chétifs, malvenants depuis leur naissance, qui sont le plus fréquemment atteints de rachitisme? — Non, les beaux enfants, les enfants d'une belle santé, sont souvent au contraire ceux pour lesquels cette maladie paraît avoir une plus grande prédilection...

L'humidité, le froid, l'obscurité, ont incontestablement beaucoup d'influence dans la production du rachitisme. On rencontre fréquemment cette maladie sur des sujets qui habitent des endroits froids, humides et mal éclairés. Le rachitisme est surtout très fréquent en Angleterre, en Hollande, dans le nord de la Flandre, et généralement dans toutes les localités où l'air froid et humide est habituel ou dominant. Les grandes villes présentent proportionnellement plus de rachitiques que les campagnes. Cette influence de l'humidité se fait remarquer également à l'égard de nos animaux domestiques. On sait que dans des basses-cours froides et très humides, de jeunes poulets, de jeunes oies, de jeunes chiens présentent fréquemment des altérations rachitiques... D'un autre côté, cependant, on voit un grand nombre d'individus, de même qu'un grand nombre d'animaux domestiques, rester sans altération aucune de leurs os en un lieu de l'humidité la plus absolue...

On s'est beaucoup occupé, depuis quelque temps surtout, de l'influence des mariages consanguins. On a établi que la surdi-mutisé, — affection qui se montre la plus commune dans ces sortes d'unions, — qu'un affaiblissement grave de la fonction visuelle pouvant amener la cécité vers l'âge de 30 à 40 ans ; que l'épilepsie, l'idiotisme, l'aliénation mentale, la stérilité, les scrofules, le rachitisme, etc., sont les suites les plus ordinaires des procréations entre cousins germains, et même entre cousins issus de germains ; que ces affections atteignent directement les enfants issus de ces mariages, ou bien qu'ils ne se manifestent qu'à la deuxième génération... On s'est appuyé sur des faits nombreux ; on a invoqué cette réprobation, née du sentiment religieux, réprobation qui, plus tard, a paru trouver sa justification dans les enseignements de la physiologie comparée, et l'on a posé des chiffres établissant que le nombre des sourds-muets de naissance, dans les unions entre cousins germains, est d'autant plus grand qu'ils se manifestent sur des individus appartenant à des religions dans lesquelles la prohibition est plus facilement levée... A ces faits, on a joint des observations sur les procréations consanguines entre divers animaux, et l'on s'est de plus en plus convaincu de la malheureuse réalité des faits que l'on avait produits... D'un autre côté, de nouveaux observateurs et des observateurs tout aussi méritants et tout aussi consciencieux que les premiers, sont venus professer une opinion absolument contraire ; ils ont prétendu que l'hérédité, que la mauvaise constitution de l'un ou des deux conjoints, permettaient d'expliquer la majeure partie des faits recueillis ; ils ont avancé même que mieux vaudrait un mariage entre cousins germains d'une bonne constitution, d'une bonne santé, exempts de toute influence héréditaire et de tout vice scrofuleux, qu'une union non consanguine entre des individus faibles, mal constitués, lymphatiques, etc... Ces derniers ont pris pour base de leur opinion des faits qui paraissent concluants aussi ; ils nous montrent Abraham qui épousa sa demi-sœur, Isaac et Jacob, son fils et son petit-fils, qui épousèrent leurs cousines germaines, et qui n'en ont pas moins eu la plus belle, la plus admirable descendance ; ils citent une masse de faits beaucoup moins anciens et même contemporains qui appuient fortement les premiers ; et en recherchant de nouveaux faits encore dans la classe des animaux domestiques, ils démontrent que les rapprochements consanguins entre ces derniers n'ont pas d'inconvénients si les reproducteurs sont de choix... Vous comprendrez, mesdames, qu'en présence d'une pareille controverse, la prudence commande d'attendre et de s'abstenir... Je crois devoir vous dire cependant que les alliances consanguines, si elles ne sont pas fatalement la source de tout le mal dont on les accuse, elles ne peuvent pourtant qu'affaiblir les espèces, faire dégénérer les races et amener certaines maladies. Déjà, n'avait-on pas constaté les avantages du croisement? N'avait-on pas observé et n'observe-t-on pas encore tous les jours cette sorte d'attraction des petits vers les grands, des bruns vers les blonds, etc?...

La nature n'a-t-elle donc pas ses vues dans cette sage propension? et puis, l'histoire n'a-t-elle point établi, et d'une manière indubitable, que les familles riches ou nobles qui ne s'allient qu'entre elles, finissent par s'éteindre par suite des progrès toujours croissants du scrofulisme; et que la grandesse d'Espagne, qui ne se mésallie que bien rarement, est très sujette au rachitisme? Je pourrais, moi aussi, citer plusieurs cas de rachitisme à la suite de mariages entre consanguins. — C'est même à cause de ces faits que je vous ai entretenues de ces sortes d'unions. Je pourrais également vous parler d'un sourd-muet de naissance, d'une petite ville voisine, issu de consins germains de la plus belle, de la plus forte constitution; mais, je vous le répète, je m'abstiens. Vous désirez, dites-vous, connaître mon opinion sur la consanguinité matrimoniale. Je partage en plus d'un point l'opinion des observateurs dont je vous ai parlé en second lieu. Du reste, une sage enquête est ordonnée par le gouvernement au sujet des mariages entre cousins germains et même entre cousins issus de germains ; la lumière ne peut manquer d'en sortir... Une contr'enquête sur les mariages en général, et sur les unions entre les lymphatiques, les individus d'une mauvaise santé habituelle, les personnes d'un même tempérament, donnerait aussi des résultats comparatifs qui ne manqueraient pas d'intérêt, qui aideraient beaucoup à juger et sans appel la question... On verrait peut-être que, dans les nombreux désordres qu'on rattache à la seule consanguinité de l'alliance, d'autres causes peuvent être invoquées à leur tour, et que ne sont sans doute pas étrangères à ces désordres toutes les causes d'abâtardissement, de déchéance, de dégénération qui se sont glissées dans la société depuis la fin du siècle dernier... Je vous demande pardon de m'être si longuement arrêté sur les unions consanguines; j'aurais pu ne vous dire qu'un mot de ces unions qui, vous le voyez, ne sont pas plus que les circonstances qui précèdent, une cause fatalement constante, ou du moins très fréquente de rachitisme.

L'ivrognerie, cette lèpre qui ronge au cœur les familles et les sociétés, qui a un si terrible retentissement sur la descendance du buveur, est aussi un des sujets du tableau que je dois vous faire passer sous les yeux. Cette cause, parce qu'elle est plus générale, peut être considérée comme une des plus puissantes parmi celles que nous venons de passer en revue... On sait en effet combien, depuis une cinquantaine d'années principalement, on rencontre d'individus déformés, excessivement petits de taille, dont l'état ne peut être rattaché qu'au défaut d'accroissement et qu'au ramollissement de leurs os... Si votre sexe vous permettait d'entrer dans un conseil de révision, que d'exemptions pour poitrine de pigeon, défaut de taille, difformités des membres, vous y rencontreriez, qui ne laissent aucun doute sur l'état rachitique auquel elles sont dues... Mais, c'est assez; j'arrive à une cause de rachitisme beaucoup plus constante dans ses effets, à une cause qui, le plus ordinairement, est l'unique dans la production de la maladie : à l'alimentation trop forte, trop prématurée dont déjà je vous ai dit un mot, et à laquelle on soumet un si grand nombre de jeunes enfants... Pour vous donner de suite une preuve bien convaincante de la puissance de cette cause, je dois vous dire qu'on peut presque à volonté faire naître le rachitisme chez les animaux : ainsi, en nourrissant des pigeons avec des substances privées des sels calcaires que vous savez, on leur fait des os mous, on les rend rachitiques ; en privant des jeunes chiens du lait de leur mère, en les nourrissant, dans un endroit obscur, d'une pâtée de viande, au bout de 4 ou 5 mois ils deviennent rachitiques également. Si, au lieu de nourrir les petits chiens de cette manière, on les nourrit de pain et de lait, le ramollissement des os n'a pas lieu. En Norvège, il croît une plante nommée *herba ossi fraga*, — herbe qui brise les os, — cette herbe ramollit les os des animaux qui s'en nourrissent, elle les rend rachitiques. Le nom de cette herbe est tirée de celui d'une espèce d'aigle, l'orfraie, que les latins appellent *ossifraga* parce qu'ils ont remarqué qu'avec son bec, cet aigle casse les os des animaux dont il fait sa proie. Enfin il résulte d'expériences répétées que si l'on soumet de jeunes chiens à un régime succulent et sucré, leurs os présentent moins de matières terreuses, et plus particulièrement, moins de carbonate de chaux que ceux d'autres chiens du même âge nourris exclusivement de viande et de matière grasse, tous ces animaux recevant du phosphate de chaux à discrétion... N'est-ce pas que de pareils faits sont extrêmement concluants ?

D'autres faits, il est vrai, démentent formellement ceux dont il vient d'être parlé, mais ces derniers ne sont que d'assez rares exceptions. Ici, comme en bien d'autres circonstances, du reste, il faut tenir compte des constitutions natives et des prédispositions...

Voyons donc maintenant ce qui se passe dans l'espèce humaine, à l'égard des jeunes enfants principalement.

Avant d'aller plus loin, je dois vous dire cependant, bien que déjà vous ayez dû le pressentir, que ce n'est pas seulement parce que des aliments ne contiendraient point de phosphate de chaux, ou que celui-ci s'y trouverait dans des proportions insuffisantes, que surgirait le rachitisme ; les meilleurs aliments produiraient le même effet ; il ne faut donc pas oublier qu'une alimentation riche, composée de substances tenaces, résistantes, indigestes, inopportunes, mal appropriées au développement des organes chargés de les élaborer, amènera des troubles digestifs, des vomissements, des diarrhées, des inflammations intestinales, une grande perturbation de la nutrition, puis le ramollissement et l'incurvation des os, dans une foule de cas... Que de maladies inflammatoires variées naissent aussi sous l'influence d'une pareille alimentation... Poursuivons...

Un enfant est allaité par sa mère, il se porte bien, il vient à merveille ; au bout d'un ou de deux mois, et même parfois beaucoup plus tôt, sous prétexte que le lait maternel est insuffisant, que l'allaitement fatigue cette dernière, on donne au petit enfant de la bouillie, de la semoule, de la panade, etc. Peu à peu on donne davantage ; on arrive au bouillon gras qu'on croit bien préférable ; on va plus loin encore, on fait manger à l'enfant de la même soupe que celle que l'on mange, et l'on s'en applaudit bien fort ; on dit à toutes les bonnes voisines : Voyez notre petit garçon, voyez notre petite fille ; ils ne nous donnent plus le moindre embarras, ils mangent de tout ;

notre soupe même leur semble meilleure que leur bouillie.

Un autre enfant est allaité par une nourrice, celle-ci sous les mêmes prétextes, ou bien pour conserver une bonne partie de son lait pour son propre enfant, bourre des mêmes substances alimentaires son nourrisson...

Mais, allaité par sa mère ou par sa nourrice, le nouveau-né tette bien, il prend même beaucoup, il prend trop, ses organes digestifs se fatiguent du trop plein, cet enfant souffre, s'agite, crie de plus en plus ; ses cris sont aux yeux du vulgaire la preuve de la soif, ou plutôt de la faim qu'il éprouve, il faut absolument lui donner de la semoule ou de la bouillie ; il n'a que quinze jours, c'est égal ; le lait qu'il prend ne lui suffit assurément point. Voyez d'ailleurs comme il cherche... Mais, plus il prend, plus ses cris augmentent ; on augmente aussi la dose de ce qu'il boit ou de ce qu'on lui donnait à manger ; les cris continuent de plus belle ; la prétendue insasiabilité de ce petit malheureux reste alors difficile à expliquer... Maigrit-il, c'est que ses aliments ne sont point assez nutritifs, il lui faut de petits potages au gras. Les personnes riches vont plus loin encore ; elles veulent que ces potages soient le régime à peu près habituel ; elles font faire ces potages à la croûte de pain, et ordinairement à la biscotte, provenant de cette même croûte, et cela, persuadées qu'elles sont que la bouillie, que le lait restent beaucoup au dessous de ces aliments bien plus succulents...

Les personnes qui se bornent au lait étranger pour remédier à la prétendue insuffisance de celui de la mère ou de la nourrice, prennent du lait de vache, le coupent d'un peu d'eau d'orge, de gruau ou de riz, et en donnent à l'enfant tout autant qu'il peut en boire. Il vomit après chacun de ses repas, tant mieux : bien vomissant, bien venant ; toutes vous avez entendu répéter ce vieux dicton, n'est-ce pas ? il est très mensonger, croyez-le...

Certains enfants, c'est vrai, mais c'est assurément le plus petit nombre, jouissent d'une énergie vitale assez considérable pour résister à une alimentation aussi déraisonnable, et l'on vient vous dire, à vous médecins, qui aviez donné des conseils tout différents : vous le voyez, est-ce que nous n'avons pas au mieux réussi ?.. On riposte par les 70 à 80 p. 100 qui, dans le cours de la première année, succombent à une pareille manière de faire... Mais toutes ces morts sont arrivées si loin qu'à peine si l'on y croit... Je ne vous comprends point, Mesdames, au nombre de ces pauvres femmes, et en quelques mots, je vais vous expliquer ce qui, dans l'immense majorité des cas, arrive sous l'influence du régime que je combats...

Pendant un laps de temps plus ou moins long, tout paraît s'opérer à souhait : l'enfant se développe, il forcit de jour en jour. Mais, s'il n'est pas du bien petit nombre des privilégiés d'il y a un instant, son estomac finit par se fâcher contre des aliments qui sont encore trop forts pour lui, les intestins se fâchent à leur tour; ils deviennent malades ; le ventre se tend, la fièvre s'allume, une diarrhée plus ou moins intense survient ; dans les matières fécales, qui exhalent une odeur fétide, on remarque des grumeaux blancs quand l'enfant est nourri au lait étranger : ce sont des pelotons de caséum, de fromage, qui n'ont pas été digérés; on remarque des grains non altérés de la semoule qui a servi à la confection des bouillies, on reconnaît également les autres substances alimentaires ingérées et qui ont passé, cheminé dans le canal digestif, absolument comme elles y étaient entrées : Cette sorte de diarrhée s'appelle lientérie... Les selles deviennent nombreuses, glaireuses, vertes, acides, mousseuses ou sanguinolentes ; c'est qu'une grave inflammation des intestins, une entérite, s'est allumée... L'estomac arrive à ne plus rien supporter : le malade a le choléra infantile ; il succombera, et cela d'autant plus vite, que l'on est dans une saison plus chaude: cette saison étant par elle-même une grande cause de ces sortes de maladies.

Quand on a le bonheur de voir le petit martyr revenir à la santé, si l'on continue pour lui le régime qui l'avait conduit au bord de la tombe, il reste en son organisme un germe de rachitisme, de scrofules, de tubercules, etc., suivant sa prédisposition et auquel il est à peu près certain qu'il succombera plus tard...

On peut, Mesdames, au plus simple examen, constater comment un jeune enfant est nourri. Si l'on découvre le ventre de cet enfant, et s'il a eu le malheur de subir le genre d'alimentation forcée, inopportune, dont je viens de vous entretenir, on trouve que ce ventre est extrêmement développé ; il semble que ce développement s'est opéré aux dépens du reste de l'économie, tant la poitrine et les membres sont amaigris. Ce ventre rebondit en avant et sur les côtés ; la masse intestinale refoule en haut l'espèce de cloison intérieure que nous appelons diaphragme, les dernières côtes sont démesurément soulevées et écartées. La poitrine est considérablement élargie par en bas, en même temps qu'elle est fortement rétrécie par en haut. La peau du corps est flasque, jaunâtre, la face ressemble quelque peu à celle d'un vieillard... Déjà, dites-moi, à ce tableau que je déroule sous vos yeux, est-ce que vous ne retrouvez pas les plus grands traits de ressemblance avec ceux d'une des phases du rachitisme, que, certes, vous n'avez pas oubliées ? Voyez donc quel acheminement vers cette affreuse maladie...

Dans d'autres circonstances d'allaitement, les faits ne se passent point comme je viens de vous le dire; la mère ou la nourrice a du lait en abondance, du lait qui seul suffit à l'alimentation du jeune enfant. Aussi, celui-ci se porte-t-il, se développe-t-il à merveille. Il a 6 ou 8 mois, il est très fort, il a quatre dents, il faut le sevrer ; on le sèvre, et le plus ordinairement on le sèvre tout d'un coup ; on le confie même très souvent à une femme étrangère pendant quelques jours, afin que ne voyant plus sa mère, il oublie plus vite le sein qui l'allaitait. On le nourrit alors de bouillies, de soupes, d'œufs, de légumes, de viandes filandreuses et réfractaires telles que le bœuf et le veau, etc., de tout ce que l'on mange dans la maison. Le plus ordinairement, là où la chose se peut, on met le pot-au-feu deux fois la semaine, toujours persuadé que l'on est que rien ne vaut mieux pour les jeunes enfants que le bouillon gras. Ceux qui supportent une pareille alimentation, un sevrage dans un moment ou un enfant a le plus besoin du lait maternel, tant mieux pour eux ; mais combien il en est qui périssent lors de la pousse de leurs dents à cause de cette privation du lait, la seule chose que dans les dentitions difficiles leur estomac puisse supporter, et à cause surtout de cette alimentation forte, pour laquelle leurs organes digestifs ne sont point encore assez développés. Ces pauvres enfants arrivent à ces diarrhées épuisantes, à ces entérites dont je vous disais un mot il n'y a qu'un instant ; ils succombent, ou s'ils résistent, s'ils recouvrent la santé, ils deviennent rachitiques.

Dans l'allaitement artificiel, je vous l'ai dit, on prend du lait de vache, on le coupe au tiers ou au quart, on en fait avaler à l'enfant tant qu'il en veut ; mais, comme par presque tous, le lait seul est considéré comme tout à fait insuffisant, on lui adjoint les potages, le chocolat, etc., tout ce que chacune de vous sait aussi bien que moi. Beaucoup de gens vont même jusqu'à préférer une nourrice sans autre lait que celui d'une vache ! Cette femme, dit-on, c'est une excellente nourrice, elle a déjà élevé de la sorte cinq ou six beaux enfants ; on ne se souvient plus de tous ceux qui sont morts, ils ne sont plus là : ici encore, de semblables résultats...

Une femme est enceinte, son lait continue d'être abondant, l'enfant n'est pas malade, on peut sans inconvénients le laisser téter : le lait d'une femme grosse n'est pas un poison comme on l'a prétendu. Mais, si l'allaitement se prolonge par trop, ce qui n'est pas poison finit par faire beaucoup de mal : ce n'est plus qu'un lait pauvre, un lait séreux, un lait tout à fait insuffisant. Il est vrai de dire cependant que dans certains cas, il peut renfermer un peu de colostrum, de ce premier lait purgatif que la nature fait d'abord venir dans les seins, qui plus tard peut y reparaître et déterminer de ces troubles intestinaux dont il vient d'être question : le rachitisme s'est développé encore dans ces sortes de cas, et bon nombre de fois... Je dois vous dire enfin que des chimistes distingués ont avancé que c'est un acide particulier, qui se produit dans l'organisme et qui devient l'agent de la décomposition osseuse qui constitue le rachitisme. Un de ces savants a désigné cet acide ; il a nommé l'acide oxalique, le sel d'oseille ; — mais tout cela est bien hypothétique... Vous avez vu l'acide chlorhydrique enlever à un os son phosphate de chaux, et amener celui-ci à l'état où l'amène le rachitisme. Mais, il ne faut pas croire que dans notre économie tout s'opère comme dans un laboratoire de chimie... Quoi qu'il en soit, l'idée que je viens de vous reproduire n'est peut-être point à rejeter complétement, nous tâcherons même d'en tirer quelques indications utiles... Tous, du reste, nous savons qu'un mauvais régime, que des aliments féculents, lourds, indigestes, déterminent des troubles digestifs, *des aigreurs*, le développement d'acides même brûlants, qui fatiguent beaucoup... Quel est celui d'entre nous qui n'a pu sur soi constater tout cela? Pourquoi donc de pareilles choses ne se passeraient-elles pas dans les organes digestifs du jeune enfant, organes qui ne sont encore qu'à l'état de développement voulu pour digérer, pour assimiler du lait, et qu'on surcharge d'aliments forts, d'aliments trop résistants et trop riches qu'il fallait réserver pour un autre âge?... Ce n'est pas ce que l'on mange qui nourrit, c'est ce que l'on digère. Si l'on mange beaucoup et que l'on ne digère que peu, on n'assimile presque rien; donc, nutrition bien incomplète. Ajoutons à cela les maladies inflammatoires qu'une telle alimentation fait naître dans les voies digestives, et nous ne douterons plus que tout ce qui viendra contribuer à ces troubles digestifs, à ce défaut de nutrition, que les acides dont je parle, agiront chacun pour une part dans la production de la maladie dont nous nous entretenons...

Maintenant, Mesdames, vous rappellerai-je combien, d'un autre côté, pèche l'hygiène d'un si grand nombre de jeunes enfants?... Vous ferai-je voir la foule de petits êtres qu'on laisse croupir dans leur lit, inondés d'urine, souillés de..... matières, dont les exhalaisons sont forcément respirées par eux, à cause surtout de la fatale précaution que prennent une infinité de mères d'entourer le berceau de tissus épais qui s'opposent à toute pénétration d'air et de lumière, et qui concentrent tout ce qui s'échappe de l'organisme du petit malheureux, de la sorte plus mal assurément qu'au cachot : transpiration cutanée, perspiration pulmonaire, miasmes, il respire tout cela... Vous savez que par les deux premières voies dont je viens de parler, s'échappe une grande partie des aliments et des boissons que nous prenons... Vous ferai-je voir ces multiples petits berceaux, placés dans des endroits étroits, obscurs, humides, mal aérés, souvent près d'un poêle autour duquel sèchent les paillots, les couches, tout pénétrés des excrétions du jeune enfant, ou au dessous des linges qui viennent d'être lavés et qui sèchent sur des cordes destinées à cet effet? Ajouterai-je que, le plus ordinairement, la pièce qu'occupent les petits berceaux contient à peine assez d'air pour la respiration d'un seul individu, et que toute une famille, composée parfois de 5 ou 6 personnes, se disputent cette maigre portion d'atmosphère?.. Il y a bien loin dans ces circonstances des 6 mètres cubes d'air vital qu'il faut par heure à chaque adulte, et des 12 mètres cubes qui seraient si nécessaires au jeune enfant... Aussi, quelle mine, quel étiolement humain... C'est l'histoire de la pomme de terre qui pousse dans une cave : quelles feuilles pâles, jaunes, entièrement décolorées... Dans de pareilles conditions on marche à grands pas vers le rachitisme, vers les scrofules, vers la mort. Je suis certain que toutes, en cet instant, vous vous rappelez des exemples d'enfants élevés dans d'aussi pernicieuses circonstances, dont les uns sont morts bien jeunes, après avoir longtemps souffert, dont d'autres n'ont échappé à la mort que pour promener aux yeux de tous, et à leur grand malheur à eux-mêmes, leurs bosses, leurs membres déformés, leur allure si pénible, si disgracieuse... Vous rencontrez tous les jours une fille presque naine, aux jambes tordues, porteuse d'une énorme gibbosité, qui a été élevée dans un endroit obscur, dont les murs et le carrelage ruisselaient d'humidité, et qui a eu pour alimentation première ces substances réfractaires, auxquelles elle n'a résisté que pour arriver à l'état où elle est ; et plusieurs d'entre vous songent bien sûr à ce malheureux d'une commune presque voisine, à la tête énorme, à la chevelure luxuriante, frappé de rachitisme dans son enfance et de paralysie plus tard, et qui se traîne dans un grand chariot, absolument comme les petits enfants dans le leur... Tout cela fait bien mal à voir.

Vous parlerai-je du travail prématuré auquel

on soumet de trop jeunes enfants?... Vous transporterai-je par la pensée dans une de nos grandes manufactures : à Roubaix, à Rouen, à Lille, etc., où des enfants de 8 ans doivent travailler, par jour, huit heures durant?... A 20 ans, une grande quantité de ces jeunes gens sont malingres, petits ; on dirait des enfants de 13 ou 14 ans ; leurs os n'ont pu se développer sous le poids trop lourd d'un travail au dessus de leurs forces : ils n'ont point grandi. Chez un certain nombre les os se sont ramollis, courbés sous l'influeuce de la même cause. Plus tard quelle progéniture donneront ces pauvres êtres si fatalement dégénérés? Le travail prématuré est donc, lui aussi, une cause de rachitisme, de dégénération ; il tue les enfants, il les rabougrit, il fait degénérer l'espèce...

Je ne terminerai pas ce rapide exposé des causes principales sous l'influence desquelles se produit le rachitisme, sans appeler votre attention sur une cause d'une extrême puissance, je veux parler de la prédisposition individuelle, de ce *quid ignotum*, de ce quelque chose d'inné, de caché, qui fait que certains individus ont le triste privilége de contracter toutes les maladies régnantes, toutes les affections épidémiques qui surgissent ; tandis que d'autres continuent de se parfaitement porter au milieu de ces foyers de souffrances et de maux, parfois si dépopulateurs. C'est aussi cette prédisposition individuelle qui permet d'expliquer pourquoi des enfants sont pris de rachitisme au milieu des meilleures conditions d'hygiène et de nourriture, et que d'autres restent intacts quand tout se réunit pour les faire devenir rachitiques : humidité, insalubrité, alimentation indigeste, inappropriée, tout à fait en désaccord avec l'âge trop tendre et la trop grande délicatesse des organes de ces enfants... Mais c'est assez sur ce point ; je suis parfaitement compris, n'est-ce pas ?...

Ai-je besoin de vous parler longuement du pronostic, des dangers qui sont le propre du rachitisme ? Déjà vous connaissez ces dangers, vous savez que quand cette maladie ne détermine point la mort : la souffrance, le défaut de taille, la difformité, la monstruosité, une existence plus ou moins empoisonnée, tels sont ses compagnons de tous les jours et de tous les instants...

Quand, par les seules forces de la nature ou par l'intervention de l'art, le rachitisme s'arrête, ou est arrêté avant d'avoir occasionné de grands ravages, le sujet pourra ne conserver que de bien faibles difformités ; mais il restera prédisposé aux récidives. C'est ainsi que, s'il a été pris de cette maladie dans les premiers mois de la vie, il pourra en être affecté de nouveau lors de la deuxième dentition, à l'époque de la puberté ou à l'occasion d'une grossesse. On a vu des jeunes personnes qui, à l'âge de puberté, n'avaient qu'une très légère déviation de l'échine et qui, en devenant mères, virent considérablement augmenter leur difformité, et même s'y en ajouter d'autres. On a vu des enfants, petits jusqu'à la puberté, grandir alors d'une manière assez marquée, tandis que d'autres restent petits durant toute leur vie, ainsi que vous le savez déjà. Quand la poitrine est considérablement rétrécie, les individus ont la respiration courte, difficile ; ils sont très sujets aux maladies du cœur et des poumons, et il est rare de leur voir une longue existence ; souvent ils succombent à la moindre maladie aiguë qu'ils contractent. Vous comprenez que je parle ici de ceux qui sont adolescents ou adultes ; je vous avais dit les dangers qu'à cause de la même difformité courent les jeunes enfants. Mais j'en reste là sur ces considérations, et j'arrive à ce qu'il convient de faire pour s'opposer à la production d'une pareille maladie...

---

# CHAPITRE TROISIÈME

—

### Des meilleurs moyes de prévenir le rachitisme.

Vous vous le dites de suite, n'est-ce pas, Mesdames : les meilleurs moyens de prévenir le rachitisme, c'est de soustraire le jeune enfant aux différentes causes dont il vient d'être parlé, comme pouvant positivement faire naître cette affreuse maladie, ou contribuer puissamment à son développement. Il ne me paraît pas nécessaire de revenir sur chacune de ces causes, qu'il vous suffit de ne point oublier, pour, autant qu'il sera en vous de le faire, en préserver vos jeunes enfants. Une d'entre elles doit plus particulièrement nous occuper ici : l'ALIMENTATION...

Le lait d'une mère est, sans contredit, le meilleur aliment pour le nouveau-né, pour le jeune enfant ; tout le monde est d'accord sur ce point. Cette vérité a été sanctionnée par des milliers de preuves, permettez-moi cependant d'y ajouter celles que voici : il résulte de recherches répétées, la balance en quelque sorte à la main, que sur 93 enfants à terme, dont 78 allaités par leur mère, et 15 nourris au lait de vache, tous, pendant les trois jours qui suivirent leur naissance, diminuèrent de 15 grammes environ de leur poids primitif ; mais qu'à dater de ce troisième jour, les enfants nourris au sein maternel présentèrent une augmentation de poids rapidement croissante, tandis que ceux élevés au lait de vache, et le dixième jour de cette nourriture, étaient encore sensiblement plus légers qu'au moment de leur naissance, et que rien n'indiquait une tendance à l'augmentation. Ces chiffres ont leur éloquence ; ne les oubliez point... L'expérience n'a pas été faite pour l'allaitement par une nourrice, mais il n'est pas douteux qu'une différence notable l'eût encore de beaucoup séparé de celui de la mère, dans ces premiers temps de la vie principalement...

Je dois vous reproduire ici quelques considérations pratiques sur les différents modes d'allaitement des jeunes enfants : allaitement maternel, allaitement par une nourrice, allaitement artificiel. L'allaitement mixte et l'allaitement direct par les animaux, rentreront en passant dans le petit cercle que nous allons rapidement parcourir. Vous le comprenez parfaitement, ce n'est point un entretien complet sur la matière que nous devons avoir ici...

Parlons d'abord de l'allaitement opéré par la mère ; beaucoup de ce que nous aurons vu sera applicable aux autres genres d'allaitement...

Combien de fois le nouveau-né doit-il têter dans les 24 heures? Doit-on lui présenter le sein à tout instant? Doit-on réglementer ses repas?... Vous comprenez, Mesdames, que la précision mathématique ne peut pas rigoureusement être appliquée en une pareille matière ; mais, vous comprenez également qu'il ne faut pas non plus tout abandonner au hasard, comme on ne le fait que trop ordinairement en présentant le sein à tout instant, au moindre cri du jeune enfant.

En général, de six heures du matin à dix heures du soir, le nouveau-né doit têter 7 ou 8 fois, c'est-à-dire environ toutes les deux heures ; dans le cours de la nuit, suivant la manière dont il dort, il faut encore lui présenter le sein une ou deux fois au plus, pas davantage. S'il crie, ce n'est pas le besoin qui le fait crier ; et si la mère le met à têter la majeure partie de la nuit, comme un si grand nombre le font, bientôt elle se fatigue, la sécrétion laiteuse se trouble, tarit, la mère et l'enfant sont victimes de cette manière de faire : la mère devient malade, l'enfant dépérit ; la mère doit dormir, — il serait bon qu'elle dormît

8 ou 9 heures, et au moins 5 ou 6, — l'enfant doit dormir aussi, et la mamelle doit retrouver dans le repos toute l'activité sécrétoire que la fatigue du jour avait pu diminuer. Un excellent moyen, c'est de laisser téter longtemps le jeune enfant, de lui laisser vider complètement la coupe dans laquelle il puise, de l'habituer dès les premiers jours à des repas copieux, il arrivera peu à peu à téter moins souvent. Devenu plus fort, il ne tétera pas du tout pendant la nuit, un biberon suppléera au sein ; il dormira, sa mère aussi, et tous les deux se porteront au mieux... Arrivé à l'âge de trois mois, l'enfant ne devra plus téter que de trois heures en trois heures au plus dans le cours de la journée.

Maintenant, pour que la nourriture ne soit pas insuffisante, quelle est la quantité de lait qui doit être absorbée par le jeune enfant à chacune des allactations? Vous concevez de suite, n'est-ce pas, que cette quantité doit varier avec l'âge, et avec la voracité plus ou moins grande de cet enfant. En général, dans le premier mois de son existence, le nouveau-né prend chaque fois de 30 à 45, à 60 grammes de lait ; vers le quatrième ou le cinquième mois, la quantité peut s'élever de 80 à 125 grammes, de telle sorte que, de 6 heures du matin à 9 heures du soir, prenant 6 fois le sein, il en absorbe de 480 à 750 grammes ; à

6 mois, il prend souvent 1,000 grammes, — un litre ; — devenu plus vieux, il lui en faut même 1,500 grammes. Vous n'auriez jamais pensé qu'un jeune enfant trouvât autant de lait dans le sein de la mère... Comment peut-on avoir la certitude, me demandez-vous, que cet enfant puise réellement la quantité de lait dont je parle? Au moyen de la balance, c'est bien simple. Ce petit être, tout emmailloté, est pesé avant de téter, il est pesé de nouveau après avoir pris le sein ; on voit de suite de combien il a augmenté en poids, et l'on a la mesure juste de ce qu'il a pris de lait ; la chose n'est pas plus difficile que çà, vous le voyez, et l'expérience a une extrême importance.

On sait qu'un enfant de force moyenne, et jusqu'à l'âge de 6 mois, croît environ de 500 grammes par mois ; cette donnée n'est pas moins importante... Appliqué à l'enfant de la nourrice dont on voudra connaître la quantité de lait, le procédé de la balance aura également son précieux enseignement...

S'aperçoit-on que l'enfant ne trouve pas dans le sein de la mère la quantité de lait qui lui est nécessaire, si cette insuffisance est par trop grande, il faut lui donner une bonne nourrice, surtout si cet enfant n'a encore qu'un ou deux mois. S'il est plus âgé et qu'il annonce beaucoup de force, on peut ajouter au lait de la mère une dose suffisante d'un lait étranger, du lait de vache par exemple, arrangé comme je vous le ferai connaître, pour qu'il approche le plus qu'il est possible du lait de femme, dans tous les cas supérieur, ainsi que vous le savez, à toute autre espèce de lait ; on a de la sorte l'allaitement mixte dont il a été question. Un enfant devait trouver à chaque allactation 250 grammes de lait, je suppose, il n'en absorbe que 130, c'est donc 120 grammes de lait étranger qu'il faut ajouter aux 130 grammes que lui fournit le sein de la mère ; cet exemple est suffisant, n'est-ce pas?... Mais la plus grave de toutes les questions, la voici : A quelle époque faut-il ajouter des aliments complémentaires plus solides au lait de la mère?... Et à quelle époque l'enfant doit-il être entièrement sevré de ce lait? Nous touchons, Mesdames, à la solution de l'importante question du rachitisme, à la disparition duquel, moi aussi, je serai bien heureux d'avoir pu contribuer. Mais, avant de répondre aux questions que pour vous je me pose, interrogeons le passé, promenons notre attention tout autour de nous, ouvrons une fois encore le grand livre de la nature, si plein de sublimes, de divins enseignements ; lisons, observons, analysons, scrutons et tâchons de mettre à profit la leçon.

L'homme n'apparut sur la terre qu'après que l'auteur de toutes choses y eût déposé tout ce qui lui était nécessaire pour qu'il pût y vivre et s'y perpétuer. De même il en fut pour toutes les espèces animales et végétales qui la peuplent, l'embellissent et la rendent si précieuse pour tous...

Arrivons à la manière dont se nourrissent tous ceux des êtres de l'échelle animale qui peuvent le mieux nous aider à élucider la question ; que voyons-nous? Nous voyons des carnivores vivre de chairs; des herbivores, d'herbes, des granivores, de graines. Mais nous voyons également que chacune de ces espèces n'use définitivement de la nourriture qui lui est propre qu'après un certain temps d'essai d'une alimentation appropriée à l'état d'organes encore trop faibles, encore trop peu développés pour arriver à l'alimentation qui doit rester celle de toute leur vie...

Voyez cette chienne, voyez cette lapine, cette vache qui viennent de mettre bas ; voyez cette poule, ces pigeons dont les petits ne font que de sortir de la coquille qui les séparait de la vie nouvelle dans laquelle ils entrent... Le carnivore mange-t-il de suite de la chair, l'herbivore de l'herbe, le granivore des graines? Non. Le carnivore et l'herbivore commencent par le lait de leur mère, et le granivore par la becquée, par l'apport de grains qui, dans les organes du père et de la mère, ont déjà subi un ramollissement nécessaire, un commencement de digestion... La poule qui vient d'enrichir votre basse-cour d'un charmante famille de poussins, enseigne-t-elle à ceux-ci à picoter l'orge que vous jetez devant elle, ou les miettes de pain, par vos mains appropriées, que vous destinez à ses petits? Elle avale l'orge, et du geste et du langage qui lui est propre, de son gloussement le plus expressif, elle les fait se nourrir du pain, qu'elle brise à coups de bec et dépose devant eux...

Plus tard, le petit chien mange du pain, de la viande, mais sans pourtant abandonner la mamelle de sa mère... Le lapin s'essaie à manger un peu d'herbe, et le granivore, lui, qui n'a pas dans son second estomac, son gosier, dequoi broyer convenablement les graines dont il doit de lui-même se nourrir désormais, reçoit d'abord de ses père et mère une certaine quantité de petites pierres et de petits cailloux, que je vous demande la permission d'appeler des dents, que vous avez mainte fois retirés du gésier du pigeon et du poulet destinés à votre table, et qui, par la nature, sont destinés à broyer les substances alimentaires préalablement ramollies dans le jabot... Vous avez vu avec quelle avidité, à un moment donné, le petit poulet picote et ingère ces petits cailloux ; et, constatez-le par vous-mêmes, dans le gosier du pigeon né de 7 ou 8 jours que je vous présente ; il n'y a pas la moindre petite pierre, le plus petit caillou, tandis que son jabot renferme cette matière blanche, molle, pultacée, à peu près digérée, dans laquelle cependant on trouve déjà quelques petites graines non ramollies : commencement d'alimentation plus solide à laquelle la nature semble déjà vouloir habituer les petits. Vous pouvez vous assurer par vous-mêmes encore que les petits cailloux dont je vous parle sont d'autant plus abondants dans le gésier du pigeon que celui-ci est plus près de s'envoler, de pourvoir seul à sa nourriture... Un mot encore sur ce point, et j'aurai fini... Jetez donc encore les yeux de ce côté ; voyez avec quelle ardeur, avec quelle activité fiévreuse ce jeune chien, et cet autre plus vieux carnivore, broient, ingèrent, dévorent les os... La viande ne contient qu'une bien minime quantité de phosphate de chaux, 0,80 p. 1,000, les os en sont en majeure partie constitués... Qui donc leur a enseigné qu'il leur faut de ce sel calcaire pour leurs os? la nature, toujours la nature.

Pourquoi ne la suivons-nous pas de la même manière, nous aussi, dans l'alimentation de nos jeunes enfants ? Il n'est malheureusement que trop fréquent de voir des mères, d'excellentes mères, des mères d'une grande intelligence prétendre que même dans les premiers temps de la vie, le lait seul ne saurait suffire à l'alimentation de leurs enfants... Si l'on disait à ces femmes qu'un enfant d'un mois doit marcher, doit parler ; certes, elles riraient au nez de l'importun qui avancerait une absurdité pareille ; elles ne manqueraient pas de lui dire : Laissez-donc acquérir aux organes préposés à ces deux grandes fonctions tout le développement qui leur est nécessaire. On pourrait leur dire à son tour : Pourquoi ne réfléchissez-vous donc point vous-mêmes que l'estomac, que les organes digestifs faits d'abord pour digérer du lait, ont besoin, eux aussi, d'être arrivés au degré de développement voulu, pour la digestion d'une nourriture trop forte encore, et trop réfractaire pour eux ?... On ne change pas, on n'enfreint point les lois éternelles de la nature sans les plus sérieux, sans les plus graves inconvénients... Confessons-le en toute humilité, et ne retombons plus dans la même faute : malgré la raison qui nous distingue, qui nous élève au plus haut de l'échelle des êtres organisés, pour beaucoup de choses, pour l'alimentation de de leurs nouveaux-nés, les animaux, et, en particulier, les pigeons dont je viens de parler, en savent plus que nous... On s'explique aisément pourquoi l'on rencontre si peu de rachitiques parmi les animaux, et pourquoi le nombre en est si grand dans l'espèce humaine. Si le pigeon, avant de donner des aliments plus solides à ses petits, fait arriver dans son gésier les petits cailloux que j'appelle des dents, attendez donc, vous, Mesdames, que la nature ait fait arriver deux dents au moins dans la bouche de vos enfants pour ajouter au lait de votre sein quelques petites cuillerées d'un aliment supplémentaire. Cet aliment sera d'abord une bouillie bien cuite, préparée avec une fécule, celle de pomme de terre, l'arow-root, le tapioca, etc... Les fécules sont d'une digestion plus facile que les farines de froment à cause du gluten que celles-ci contiennent. Ces dernières seront réservées pour un peu plus tard. On ne donnera pour commencer que cinq ou six petites cuillerées de cette bouillie, une seule fois par jour, et l'on en étudiera l'effet. Au bout d'une semaine on donnera une nouvelle bouillie le soir. Après une semaine encore, on fera de même à midi, et l'on augmentera progressivement la quantité de cet aliment.

Je dois vous dire, en passant, que les résidus des substances amylacées fatiguent souvent les voies digestives, les intestins surtout, en séjournant dans leur intérieur, et que, pour éviter cet inconvénient il faut soumettre les fécules à une légère torréfaction, la torréfaction détruisant la partie insoluble des fécules et facilitant la solubilité des autres...

La poudre de *malt* ayant la propriété de transformer l'amidon en sucre et en dextrine, on pourra par l'addition du malt aux farines éviter à l'estomac le travail de cette transformation.

Peu à peu, si aucun trouble digestif ne survient, on augmentera la dose de ce que l'on donnait, on passera à la bouillie de farine de froment, à la panade, à la mie de pain bouillie pendant une ou deux heures dans de l'eau, passée au travers d'un linge, avec expression, que l'on ajoutera au lait du jeune enfant. Cette crème de pain est un excellent moyen d'alimentation, elle me paraît préférable à toutes les pâtes... Il est d'observation que plus longtemps on en prolonge l'ébullition, moins il y reste de gluten et plus l'aliment est léger ; seulement il ne faut pas aller trop loin... Il sera donc facile de mettre à profit cet enseignement...

Bien des personnes, dans les classes aisées principalement, préparent à la biscotte de croûte de pain ou à la croûte de pain préférablement, les panades, les potages au gras ou au lait, de leurs enfants, persuadées qu'elles sont que l'aliment ainsi préparé est infiniment plus léger. Ces personnes sont dans la plus complète erreur ; elles ajoutent encore une nouvelle force à une alimentation le plus ordinairement trop forte déjà. Il résulte en effet d'expériences chimiques faites par des hommes très compétents, que la croûte de pain est plus nutritive que la mie, parce qu'elle contient plus d'azote. La croûte de pain contient de 7 à 8 parties d'azote pour 100, la mie en contient 2 à 3 seulement, et le jus de viande en contient 5 à 6. D'après ces savants la croûte de pain serait donc plus nutritive que la viande de bœuf elle-même.

Vous voyez donc que dans la préparation des aliments destinés aux jeunes enfants, il est loin d'être indifférent de se servir de mie ou de croûte de pain. Cette dernière, bien entendu, qui, dans un moment ferait beaucoup de mal, deviendra précieuse à son tour quand les circonstances le permettront ou le demanderont.

A mesure que la pousse des dents s'effectuera, à mesure aussi que l'on augmentera l'alimentation du jeune enfant et que l'on variera ses aliments ; cette variété des aliments est un point capital dans l'alimentation... On n'arrivera au sevrage complet que quand l'enfant sera muni d'au moins 10 ou 12 dents ; en général l'enfant alors est âgé de 14 à 18 mois. Quand rien ne s'y oppose, il faut attendre qu'il ait ses 20 dents. Et, le moment opportun pour le sevrage, vous le pressentez déjà, ce n'est pas la saison des chaleurs pendant lesquelles les affections des organes digestifs sévissent plus particulièrement et avec une si pernicieuse intensité ; ce n'est pas non plus la saison des grands froids où prédominent à leur tour les bronchites, les pneumonies et diverses autres manifestations morbides des voies respiratoires. C'est donc une saison intermédiaire qu'il faudra constamment préférer. Vous n'oublierez jamais que le sevrage trop prématuré est la cause la plus puissante de rachitisme. Quand force sera cependant d'opérer un tel sevrage, il faudra attendre que les dents de l'enfant soient *en nombre pair*. Celles-ci apparaissent toujours par groupes; après la pousse de chaque groupe, il y a un temps d'arrêt; c'est donc ce temps d'arrêt qu'il faut savoir mettre à profit. Ce point de pratique est d'une extrême importance. Seulement il ne faut, à moins des raisons les plus graves, les plus impérieuses, opérer le sevrage qu'après la pousse du troisième groupe qui, entre lui et le quatrième, laisse en général un temps d'arrêt d'un mois ou de six semaines. Mais, c'est dans ces sevrages prématurés qu'il faut surtout redoubler d'attention dans l'alimentation des jeunes enfants et savoir tirer parti des moindres troubles intestinaux que peut amener cette alimentation, pour la modifier à temps... Ce n'est guère que dans le courant de la deuxième année que l'enfant doit faire usage d'aliments azotés, viandes, etc., et encore ces aliments doivent-ils constamment être combinés avec le laitage qui, pendant ces deux premières années de l'existence, doit être, avec les œufs, la base de sa nourriture. Le lait renferme tous les éléments indispensables à la vie du jeune enfant ; une de ses parties, le caséum, contient une grande quantité de sels calcaires indispensables au développement des os. On a constaté que 1,000 grammes de lait de vache réduits en cendres fournissent 3 grammes 697 milligrammes de cette matière, laquelle contient à peu près 1 gramme 80 centigrammes de phosphate de chaux. Vous voyez une fois de plus que priver de lait un enfant, c'est le priver d'os, si je puis m'exprimer ainsi ; c'est le vouer au rachitisme...

Que vous dirai-je de l'allaitement par une nourrice ? Vous savez que cette mère temporaire doit remplir toutes les conditions de santé, de mœurs et d'intelligence désirables ; vous savez que jamais son lait ne doit avoir plus de six mois, afin que la lactation ne se trouve pas forcément interrompue à l'époque de la dentition, où elle est surtout si précieusement indispensable ; vous pressentez enfin qu'il faudra prendre pour base ici tout ce dont nous nous sommes entretenus à l'occasion de la propre mère. Il est un fait cependant sur lequel je ne dois point omettre de fixer votre attention...

On sait qu'après un séjour de plus de quatre heures dans les mamelles, le lait devient plus fluide, plus aqueux, plus pauvre. Vous voyez de suite quel parti on pourra tirer de ce fait pour le nouveau-né à l'occasion de ce lait de six mois beaucoup trop fort, trop nutritif, trop lourd pour lui. Il faudra éloigner les heures de ses petits repas, et ne lui donner qu'un seul sein à la fois. Ce moyen, que je vous recommande beaucoup, rapprochera, quant à la consistance, le lait actuel qu'il eût trouvé dans le sein de sa nourrice, et, en même temps, il parera efficacement à la surabondance qu'il trouverait nécessairement s'il suçait les deux seins. Dans les maladies des organes digestifs du jeune enfant, cette manière de faire a également les plus grands avantages, cet enfant fût-il lui-même allaité par sa propre mère.

J'arrive à l'allaitement artificiel et je vous parle de suite de lait de vache parce que c'est ce dernier qui est le plus généralement employé. Je dois donc entrer dans certaines considérations particulières et répéter avec vous plusieurs des expériences auxquelles déjà je me suis livré et qui présentent beaucoup d'intérêt. Ces expériences nous les étendrons au lait de chèvre, ce lait étant mis en usage par bon nombre de personnes dans l'alimentation des jeunes enfants.

Des trois petits instruments que voici, l'un, celui-ci, s'appelle lactodensimètre, l'autre, crémomètre, et ce dernier, thermomètre, il est à échelle centigrade. Vous allez voir combien de données utiles ils nous fourniront...

Si j'avais la téterelle de Thier, cette petite

pompe à sein, nous commencerions nos recherches par le lait de la femme, mais, ne l'ayant point à ma disposition, je vous dirai, avec tous ceux qui se sont occupés du même sujet, que ce lait donne 3 degrés, très rarement 4 au crémomètre. C'est donc un lait se rapprochant le plus de celui-ci, qui, seul, peut le remplacer dans l'alimentation du jeune enfant. Mais, où trouver ce lait? Voici du lait de vache qui séjourne depuis 24 heures dans le crémomètre ; en voici de la même vache qui a été trait ce matin... Voyez vous-mêmes, Mesdames ; on retient toujours mieux ce que l'on voit... Le lait du crémomètre donne 12 degrés de crème; l'autre, au lactodensimètre marque 30 degrés. La température du lait que nous étudions est de 15 degrés, ainsi que nous le fait connaître le thermomètre. Ce lait est pur, mais il ne peut convenir au jeune enfant... Songez donc de combien il faudrait le couper d'eau pour l'amener à 3 degrés de crème comme est celui de sa mère. Voici maintenant du lait de la première traite, le premier trait, provenant de la même vache ; en voici de la dernière, ce que l'on appelle vulgairement les *égouttins*.

Au lactodensimètre, la première traite donne 32° 1/2, et celui de la dernière 26° ; au crémomètre, ce dernier lait donne 20° après 24 heures de repos et celui de la première traite, 6°. Déjà nous voyons que le lait de première traite est celui qu'il nous faut préférer, bien que trop riche encore; mais comment l'atténuer? Mettons-le dans une chope, un pot à confiture, un verre à Bordeaux, quelque chose d'évasé qui permette à la crème de mieux monter. Abandonnons ce lait dans un lieu frais pendant quatre heures, et retirons-en, avec une cuillère, le tiers supérieur de sa quantité ; pesons-le, il donne au lacto-densimètre 34 degrés. Si, avant de le soumettre à l'ébullition pour le faire *monter* nous l'additionnons d'une quantité d'eau de riz égale à la quantité de lait que nous avons enlevée, c'est-à-dire au tiers, il donne 22 degrés ; en y ajoutant du sucre dans la proportion indiquée, — 60 grammes par litre, — il donne 29 ; après avoir fait monter le mélange et enlevé après refroidissement la couche membraneuse de caséum, de fromage, qui se forme à sa surface, il donne 34° comme après l'écrémage au tiers ; après un séjour de 24 heures dans le crémomètre, ce lait *monté*, sucré, additionné d'eau de riz ne donne plus tout à fait 3 degrés. C'est trois degrés cependant qu'il faut compter, l'observation ayant démontré que le lait qui a subi l'ébullition laisse monter une crème toute aussi riche en beurre, mais que cette crème est moins volumineuse et qu'elle se montre plus tassée à la surface.

Le lait que nous venons de préparer approche donc le plus qu'il est possible du lait de la mère elle-même.

Pour les expériences auxquelles nous venons de nous livrer, nous nous sommes servi du lait du matin, le lait du soir n'aurait rien valu pour nous ; on sait que celui-ci contient deux fois plus de beurre que le premier ; on sait aussi que dans le lait du soir le sucre de lait se trouve au minimum de sa quantité, tandis qu'il s'y trouve au maximum dans celui de midi ; et comme dans le lait de la vache il y a moins de sucre que dans celui de la femme, il importe encore de le rapprocher de ce dernier sur ce point.

Nous nous basons sur la quantité de crème que l'on rencontre dans le lait parce qu'il est admis qu'en général les autres principes qui constituent la richesse de cet aliment s'y trouvent en rapport avec les proportions de celle-ci.

Nous avons opéré à une température de 15° ainsi que nous l'avons constaté ensemble. Si nous eussions expérimenté à une température plus élevée ou plus basse, comme nous n'avons pas à notre disposition de ces tableaux qui ont été dressés pour opérer les corrections nécessaires, nous nous fussions rappelé que par chaque variation de cinq degrés de température, le lait augmente ou diminue de 1 à 2 degrés au lactodensimètre. Il diminue quand le lait est plus chaud, et il augmente quand il est plus froid.

Quand le lait donnera 10 degrés de crème, par exemple, il vient de soi, n'est-ce pas, qu'il faudra le laisser au moins une heure de plus dans le vase, et l'écrémer un peu plus profondément ; de même qu'il faudra l'y laisser séjourner un peu moins et puiser moins profondément quand il n'offrira que cinq degrés. Avec quelques tâtonnements on arrivera aisément aux 34 degrés du lactodensimètre, et aux 3 degrés de crème auxquels il convient d'amener le lait...

A défaut de crémomètre on approximera la quantité de crème à l'aide d'un simple verre évasé... On pourrait d'ailleurs se faire un crémomètre avec un verre à lampe qui serait fermé dans le bas au moyen d'un bouchon, et sur la longueur duquel on tracerait avec un caillou les mêmes degrés que vous voyez sur l'instrument dont nous nous servons. On pourrait encore tracer ces degrés à la plume sur une petite bande de papier, et coller celle-ci sur le verre.

Vous le savez, le lait varie beaucoup suivant les vaches et selon la manière dont celles-ci sont nourries. Les carottes donnent un lait plus clair, plus doux, plus léger, tandis que les betteraves produisent un lait beaucoup plus épais, et par conséquent d'une digestion plus difficile...

Vous trouvez, n'est-ce pas, Mesdames, que tout cela est bien minutieux ; cette minutie est indispensable cependant si l'on veut éviter à son enfant bien des maladies, et très fréquemment la mort... Quand, au lieu de prendre la voie naturelle, la voie droite que l'on devait suivre, on prend une voie toute différente, une voie détournée, une voie toute semée d'écueils, il ne faut pas moins que tous ces tâtonnements... Heureux encore quand, sans encombre, on arrive au but.

Je me suis servi d'eau de riz, seulement parce que j'en avais sous la main ; l'eau d'orge, l'eau de gruau, l'eau pané ou la décoction de 4 grammes d'arrow-root par 1/2 litre d'eau, — un des liquides à préférer, — donneraient à peu près de semblables résultats... Le sucre de lait serait préférable au sucre ordinaire pour édulcorer le lait, on en ajouterait environ une demi-cuillerée à potage par chaque litre pendant le premier mois de la naissance. On ajoutera au lait de première traite un tiers de la décoction légèrement féculente dont on aura fait choix; pendant le deuxième mois on n'en mettra plus que la moitié de cette quantité. Dans le troisième on n'écrémera plus le lait qu'au quart; dans le quatrième, on ne l'écrémera plus; dans le cinquième, et jusqu'à un an, on le donnera tel qu'il sort du pis de la vache, toujours de la première traite bien entendu. On pourra ou non le faire monter suivant qu'il sera plus ou moins bien digéré... Je n'ai pas besoin de vous dire, n'est-ce pas, que toutes les fois qu'il arriverait quelques troubles fonctionnels, quelques dérangements dans la santé de l'enfant, il faudrait revenir au coupage ou à l'écrémage du lait, souvent aux deux modifications à la fois. Vous vous étonnez sans doute de m'entendre conseiller de faire monter le lait destiné aux jeunes enfants, d'autres praticiens prétendant tout le contraire. Il est d'expérience que le lait cru se digère moins vite que le lait cuit; que le premier ne se digère qu'en 2 heures 15 minutes et que le second se digère en 2 heures : la différence n'est pas bien grande, c'est vrai, mais elle n'en est pas moins à l'avantage de ce dernier; et puis, l'ébullition est un bon moyen pour la conservation du lait...

On sait que le lait mélangé de plusieurs vaches marque au crémomètre de 10 à 14 degrés; et que celui d'une seule vache en marque de 7 à 20°. Il faut toujours tenir compte de ces faits, et, si l'on veut arriver aux résultats voulus, toujours s'assurer au préalable de la qualité du lait que l'on va employer, afin de l'appauvrir plus ou moins suivant le cas...

L'allaitement direct au pis de l'animal, le plus ordinairement au pis de la chèvre, n'a pas été sans donner de bons résultats. C'est toujours du lait de première traite, du lait moins épais que l'on donne de la sorte. Mais ce lait est toujours trop riche et surtout il se trouve ingéré par l'enfant en trop grande quantité chaque fois.

Le lait de chèvre, de même que le lait de vache, présente des variétés de richesses et d'autres variétés qu'il est bon de noter. Ainsi, tenez, voici du lait de chèvre qui donne 32 degrés 1/2 au lactodensimètre; demain, il donnera près de 4 degrés au crémomètre. Celui de première traite, vous le verrez aussi donnera encore 32° et 1/2, mais il n'offrira plus que 3 degrés au crémomètre. Le lait de troisième traite donnera 31 degrés au lactodensimètre, et 4° et 1/2 au crémomètre.

En voilà d'une autre chèvre... Ce lait de traite entière donne 31 degrés au lactodensimètre ; j'en ai mis hier du pareil dans le crémomètre, il marque 3 degrés. Celui de la première traite donne 35° et 1/2 au lactodensimètre et 1 degré à peine au crémomètre, et celui de troisième traite 32° et 1/2 et 2 degrés 1/2 de crème...

J'ai à peine besoin de vous dire que vous trouverez des laits de chèvre qui seront plus riches en crème que ceux que nous venons d'examiner, de même que vous pourrez en rencontrer qui le seront moins. Le séjour de 48 heures dans le crémomètre au lieu de 24 augmentera aussi d'une manière très marquée le nombre de leurs degrés. Ainsi le lait de troisième traite de la première chèvre qui nous avait donné 4° 1/2 après 24 heures de repos, nous en a donné 8 après 48 heures. Et celui de la seconde chèvre qui nous avait donné 2° et 1/2, nous en a donné 4 après le même laps de temps. Dans la pratique il sera donc utile de tenir compte de tout cela. Du reste, je continuerai mes recherches sur le lait de chèvre, et, une autre fois, je vous en ferai connaître les résultats...

Vous le voyez, le lait de chèvre laisse moins vite monter sa crème que le lait de vache... Sans sa trop grande richesse en caséum, 9 pour cent, sans son acide hircique qui, assez fréquemment, détermine des diarrhées, il serait employé bien plus fréquemment. Quoi qu'il en soit, convenablement disposé, le lait de chèvre est loin d'être à dédaigner ; tout dépend de la manière dont il est supporté...

Le lait de la vache, de même que celui de la chèvre, est plus ou moins acide, ce que l'on apprécie au moyen du papier de tournesol dont la couleur bleue vire plus ou moins au rouge suivant le degré d'acidité du liquide. Le lait de la femme, dans son état normal, est toujours alcalin. Il est bon d'alcaliser de même celui de la vache et celui de la chèvre, surtout quand le jeune enfant s'en trouve incommodé. Pour cela, on l'additionne par chaque litre, de 30 à 40 centigrammes de bicarbonate de soude, — de cette poudre avec laquelle, l'autre jour, nous fîmes revenir à son état normal du lait qui, comme on le dit, avait tourné. L'eau de chaux, à la dose d'une cuillerée par chaque quantité de 200 grammes de lait, est excellente encore pour en ôter l'acidité et pré venir ces diarrhées, souvent considérables, occasionnées par cette même acidité... Inutile de vous dire que le lait doit être donné dans un biberon. Si la nature eût voulu que celui-ci fût pris par l'enfant dans un verre, un vase quelconque de même forme, la femme n'aurait point de seins ni les autres animaux de mamelles...

Inutile de vous dire également qu'on suivra pour les aliments supplémentaires et pour le sevrage les indications qui ont été données précédemment. Ces manières de faire, mesdames, sont les véritables moyens préservatifs du rachitisme. Donc, en ne forçant point la nature par une alimentation trop forte, trop résistante, trop prématurée ainsi qu'on le fait si fréquemment et à peu près partout, on aura atteint le but; on aura donné à ses enfants la santé, la force; on les aura soustraits à de nombreuses maladies en général, au rachitisme en particulier, et l'on aura conservé un beaucoup plus grand nombre d'individus.

Vous avez vu que je ne mets pas une bien grande quantité de sucre dans le lait du jeune enfant, je vous engage même à diminuer cette quantité à mesure que cet enfant avance en âge, et de telle sorte qu'à 15 ou 17 mois, il prenne le lait tel que la vache le fournit.

L'excès du sucre est très nuisible aux jeunes enfants, il en résulte la perte de l'appétit, de mauvais sucs, des sucs acides, — ceux-ci sont en quantité déjà par trop grande dans le jeune âge, — des indigestions, des douleurs épigastriques, de la diarrhée, des croûtes, dites laiteuses, de ces eczemas de la face, si dégoûtants, et si rebelles, qui tant tourmentent les mères et les petits êtres qui les éprouvent, etc., — et puis, vous vous rappelez que dans des expériences qui en ont été faites, on a trouvé beaucoup moins de sels calcaires dans les os des animaux qui ont été alimentés avec un mélange de viande et de sucre, que dans ceux qui ont été nourris de viandes et de graisses...

Un dernier conseil, et il est d'une grande importance...

Un aliment n'est bon qu'autant qu'il est parfaitement digéré, qu'il ne fatigue pas les organes, qu'il s'assimile en plus grandes proportions, qu'il ne fait point un sang qui prédispose aux maladies... Si la substance alimentaire se digère mal, détermine des diarrhées, des troubles digestifs, des inflammations; si une partie de cette matière est rendue indigérée, si on la reconnaît dans la matière des selles, cet aliment ne vaut rien, il peut tuer l'enfant, le rendre rachitique, ou tout au moins gravement compromettre sa constitution et le conduire aux portes du tombeau... Il est donc absolument indispensable, en constatant chaque jour la nature des selles du jeune enfant, de s'assurer de quelle manière les aliments sont digérés, sont supportés... Si l'on retrouve des grumeaux blancs, c'est du caséum, du fromage, qui n'a pas été digéré, qui devient corps étranger, c'est que le lait n'est point assez atténué et qu'il faut le couper davantage; si l'on retrouve des grains de semoule encore entiers ou toute autre matière alimentaire, et si l'on continue sa manière de faire, on peut être assuré à l'avance que de graves accidents vont surgir, dont on pourra bien n'être plus le maître. Il vaut toujours mieux prévenir un mal que d'avoir à le combattre. Par ce peu de mots, vous voyez de suite, Mesdames, combien est précieux le précepte que je vous formule, ne le négligez donc jamais; la santé, la vie ou la mort de vos enfants en dépendent...

Vous trouverez peut-être que je me suis

étendu bien longuement et bien minutieusement sur ce qui a trait à l'alimentation des jeunes enfants, j'aurais craint en agissant autrement de m'écarter de l'importance de la question que je voulais étudier avec vous et de manquer le but. Vous l'avez vu avec moi, la mauvaise alimentation est la cause la plus constante, la plus positive du rachitisme, il est excessivement rare que cette cause ne produise ses désolants, ses épouvantables, ses pernicieux effets... Vous me pardonnerez donc mes longueurs et mes minuties : elles sont toutes dans l'intérêt de la cause que je défends... Si plusieurs fois je me suis répété dans nos entretiens, c'est aussi dans les mêmes vues que je l'ai fait...

---

## CHAPITRE QUATRIÈME

—

### **Des remèdes les plus efficaces à opposer au rachitisme.**

Le rachitisme commence à se manifester, l'enfant *se noue,* ou déjà il est considérablement déformé, que faut-il faire pour s'opposer au développement, à la progression de cette affreuse maladie? — Il faut cesser immédiatement cette alimentation forcée, inopportune, mal appropriée, insuffisante en phosphate calcaire, qui a si fortement contribué à donner naissance au mal; il faut soustraire le jeune enfant à celles des autres causes de rachitisme dont il vous a été parlé; il faut le soumettre à un régime alimentaire approprié à sa position ; il faut remplir avec le plus grand soin toutes les indications que son état réclame; il faut recourir aux moyens pharmaceutiques dont l'expérience a sanctionné l'efficacité...

Mais l'enfant n'est pas encore né, on le croit menacé de rachitisme congénial, peut-on faire quelque chose pour l'en préserver?

Quand, en raison de l'hérédité; d'une fracture qui a frappé la femme enceinte, ou de quelque autre cause puissante, on a des raisons de craindre que l'enfant ne soit pris de rachitisme dans le sein de sa mère, il faut soumettre celle-ci à un régime convenable, à une hygiène bien entendue, faire que son sang renferme en plus grande quantité de ce phosphate de chaux dont il est alors si grand besoin. On lui fera prendre à chacun de ses repas, une demi-cuillerée à café d'un mélange de phosphate, de carbonate de chaux et de sucre de lait, préparé d'après la formule suivante, qui permet une plus grande absorption de ce phosphate.

| | | |
|---|---|---|
| Carbonate de chaux . . . . . | 8 | grammes. |
| Phosphate de chaux . . . . . | 4 | — |
| Sucre de lait . . . . . . . . | 12 | — |

On pourra encore faire manger à la mère une certaine quantité de semoule de Mauriès, qui renferme de ce phosphate en assez grandes proportions. Le phosphate de chaux est assimilé par les os et il imprime à l'économie un degré d'irritabilité, de stimulation qui lui est extrêmement profitable, et sans lesquels il n'y a ni assimilation ni nutrition suffisantes.

De nos jours on a donné du phosphate de chaux aux fracturés, et l'on a constaté que la consolidation des os s'opère d'une manière plus rapide ; les anciens donnaient aux leurs de la corne de cerf pour arriver au même résultat. En Norwége, quand les animaux deviennent rachitiques sous l'influence de l'herbe dont je vous ai parlé, on les guérit en mêlant à leurs aliments des os calcinés et pulvérisés. Les os, dans cet état, Mesdames, c'est du phosphate de chaux ; la corne de cerf calcinée, contient également beaucoup de ce sel, aussi est-elle employée avec de grands avantages, surtout dans les diarrhées rebelles des jeunes enfants, à la suite desquelles bien des fois surgit le rachitisme. Il y a ici une double indication qui commande de recourir à ce moyen...

Il est un fait qu'il ne faut jamais perdre de vue dans l'alimentation des jeunes enfants, et toutes les fois aussi que l'économie subit de grandes pertes : la grossesse, l'allaitement, etc., c'est que toujours cette alimentation sera insuffisante, toutes les fois que les aliments ne contiendront pas assez de phosphate de chaux pour restituer à l'organisation tout celui qui incessamment en est éliminé, et qui doit servir au développement, à l'accroissement des os. On a constaté que sous ce rapport l'alimentation des femmes des villes est inférieure à celle des femmes de la campagne. Aussi a-t-on donné de ce sel aux femmes enceintes de ces localités. On a évalué que dans l'âge adulte, 6 grammes de phosphate de chaux doivent être ingérés dans le 24 heures, pour l'entretien de la santé. On s'est assuré que l'alimentation des femmes des villes n'en contient guère que la moitié de la dose voulue, c'est donc cette moitié qu'on a cherché à remplacer en l'ajoutant à une matière animale, afin de compléter l'aliment... Sans prétendre que dans le corps humain, les choses se passent absolument comme dans les expériences auxquelles on se livre, il n'en est pas moins vrai qu'en se reportant à celles que l'on a faites sur des animaux, en les nourrissant avec des substances privées de phosphate de chaux, ceux-ci le plus souvent sont devenus rachitiques. Ce sont des faits bien concluants qu'il est bon de ne pas oublier.... Et puis, Mesdames, il est un fait qui se passe fréquemment sous vos yeux et qui, certes, est d'une grande importance : vos poules ne pondent plus que des œufs membraneux, c'est que l'organisation de ces dernières ne renferme plus assez de sels calcaires pour former des coquilles; que faites-vous alors? vous jetez à ces poules des coquilles d'œufs, elles les mangent avec avidité, et bientôt leurs œufs cessent d'être membraneux. Est-ce clair? est-ce significatif? Un jeune enfant présente les symptômes du rachitisme. Si le lait de sa mère, si le lait de sa nourrice paraît pouvoir être accusé de la maladie, il faut lui donner un autre lait, une nouvelle mère réunissant de meilleures conditions. Si cet enfant a été nourri de la mauvaise manière que vous connaissez, s'il a mangé trop tôt, s'il a été soumis à cette alimentation trop forte, mal appropriée, insuffisante, sur laquelle je reviens pour la dernière fois, modifiez son régime, ramenez-le à l'alimentation que vous savez convenir et à son âge et à l'état de ses organes. Est-il plus avancé en âge? a-t-il marché et ne peut-il plus le faire? gardez-vous de le placer sur les jambes, celles-ci se déformeraient. Composez son matelas de plantes aromatiques, faites-le dur, utilisez même, s'il le faut, les gouttières que l'on fait si bien aujourd'hui pour maintenir les membres dans la rectitude qui leur est propre, ou simplement, servez-vous de petites attelles de carton fixées avec une bande roulée, aérez chaque jour tous les objets de literie, tenez l'enfant au dehors le plus longtemps possible, promenez-le couché dans sa petite voiture-berceau, évitez tout endroit obscur et humide pour la station diurne, comme pour la station nocturne, usez de bains salés deux ou trois fois la semaine, faites-les durer de un quart-d'heure à une demi-heure chaque fois, et faites entrer dans le bain de 500 à 1,500 grammes de sel gris; faites des frictions stimulantes, aromatiques sur toute l'étendue du corps, principalement sur le rachis, et servez-vous pour ces frictions d'alcool de genièvre, d'eau ce Cologne, de baume saxon, etc.; enfin, en même temps que vous userez de tous ces moyens, mettez l'enfant à l'usage de l'huile de foie de morue, qui est un véritable spécifique dans cette maladie, qui agit parfois d'une manière si rapide, qu'au bout de trois semaines ou d'un mois, des enfants qui ne pouvaient ni marcher, ni se tenir debout, ni faire un mouvement sans douleur, vont d'une chaise à une autre, marchent ensuite de mieux en mieux chaque jour, et sans souffrir aucunement. Cette huile doit être donnée à la dose de 4 à 15 grammes aux enfants au dessous de deux ans, et l'on élève progressivement la dose à 30, 40 et même à 60 grammes, quand il le faut... On peut avec beaucoup d'avantages, mêler cette huile avec partie égale, ou à peu près, de sirop de proto-iodure de fer inaltérable... Vous ne négligerez point d'ajouter aux aliments, 10, 15 ou 20 centigrammes par jour du mélange phosphaté que j'ai formulé il n'y a qu'un instant, ou tout simplement de 1 à 4 grammes, et même davantage suivant l'âge, d'une poudre impalpable de phosphate de chaux. Vous pourrez aussi faire sucer à l'enfant des pastilles de ce phosphate, on en fait aujourd'hui de fort agréables. Dans l'âge adulte, le phosphate de chaux peut être donné à la dose de 5 à 10 grammes à chaque repas dans du riz au lait, dans de la bouillie, etc., ce sel s'administre presque à l'insu du malade, ce qui est surtout très avantageux quand on l'administre aux enfants. La semoule de Mouriès trouvera encore ici sa place... Les toniques, le quinquina, le fer, — le phosphate principalement, — la rhubarbe, etc., tout cela pourra être utilisé dans le cours du traitement.

Quand un enfant devient rachitique, il faut bien se garder de le porter à bras, de le serrer contre soi comme on le fait; cette recommandation est surtout très rigoureuse à l'égard des petites filles. Vous vous le rappelez, le bassin des rachitiques, en même temps qu'il s'élargit du haut, se retrécit du bas, et souvent même considérablement, il ne faut donc rien faire qui puisse ajouter encore à la déformation; celle-ci, plus tard, à l'occasion de l'accouchement, peut, vous le savez, devenir la cause des plus terribles accidents. Les exemples n'en sont malheureusement que trop fréquents...

J'ai à peine besoin de vous donner le conseil de vous garder de tout excès de substances acides : vinaigre, oseille, fruits non mûrs, etc., à l'égard des jeunes enfants menacés ou atteints de rachitisme. Ces acides ne pourraient que leur faire beaucoup de mal.

Revenant aux principes acides que des savants ont dit être la cause du rachitisme; si l'on ne peut entièrement partager leur opinion, il n'en est pas moins vrai qu'il faut en faire son profit cependant...

Vous serez instruites que l'état de votre enfant s'améliore, par le retour de ses urines à l'état normal, par l'absence du sédiment blanchâtre que, par le refroidissement, elles déposaient. C'est le premier signe qui vous fera voir que vous êtes dans la bonne voie. Votre petit malade, si triste jusque là, reprendra sa gaîté; au lieu de craindre votre approche, il vous tendra les mains pour sortir de son lit, les sueurs profuses de sa tête diminueront de jour en jour; les douleurs si vives qu'il éprouvait cesseront d'exister; les digestions se feront de mieux en mieux; la peau reprendra peu à peu sa couleur normale; les membres si décharnés, si grêles, si mous, reprendront du volume et de la consistance; toutes les forces vitales se ranimeront; la croissance, entièrement suspendue, reprendra son cours; tout, enfin, vous encouragera à continuer l'emploi des moyens auxquels vous devez déjà tant...

On a généralement proscrit le bouillon gras aux enfants de moins d'un an; on a été un peu trop loin peut-être, surtout aujourd'hui, qu'on peut y ajouter de la semoule de mouriès ou du phosphate de chaux, d'après les prescriptions recommandées. Seulement il ne faut pas oublier que c'est constamment le lait et les œufs qui doivent dominer.

Le gras du jambon, la grillade de lard avec sa friture, la graisse d'oie, etc., le beurre à la dose de 30 à 60 grammes par jour, ont donné d'excellents résultats. Un grand maître a donné la formule que voici, dont il s'est parfaitement trouvé, et qui, jusqu'à un certain point, remplace cette huile de foie de morue qu'il n'est pas toujours possible d'administrer :

| | |
|---|---|
| Beurre très frais . . . | 300 grammes. |
| Iodure de potassium . . | 0,15 centigrammes. |
| Bromure de potassium . | 0,50 — |
| Chlorure de sodium . . | 5 grammes. |
| Phosphore. . . . . | 0,01 centigramme. |

M. S. L.

A prendre en 3 jours sur des tartines de pain.

L'huile de squale, l'huile de raie, de hareng, de poisson, sont présentées avec les mêmes avantages que l'huile de foie de morue.

On a conseillé aussi l'huile d'amandes douces et l'huile d'œillettes ; mais ces huiles végétales ne sont pas assimilées ou ne le sont qu'en bien minime quantité ; elles sont rendues en majeure partie par les garde-robes. Les huiles animales, au contraire, s'assimilent parfaitement; et, chose digne de remarque, c'est surtout quand elles sont impures et rances comme l'huile de poisson... L'huile blanche de foie de morue est moins active que l'huile brune, et après un certain temps, elle cesse aussi de s'assimiler.

Ce que je viens de vous dire de l'huile de foie de morue et des autres huiles, je le puise dans les données les plus généralement admises. Je dois vous faire connaître cependant qu'un savant, un homme qui, depuis plus de trente ans, s'est occupé de l'huile de foie de morue et de ses succédanées, est arrivé à cette conclusion, que ce n'est pas par la quantité d'iode que renferme l'huile de foie de morue que celle-ci se montre si efficace; qu'elle n'opère que comme corps gras agissant favorablement sur la nutrition... Ce praticien affirme que dans le rachitisme et la carie osseuse, les huiles végétales et notamment l'huile d'œillettes, donnent des résultats tout aussi avantageux que l'huile de foie de morue. Le même observateur ne croit pas que les huiles de morue les plus rances, les plus désagréables, soient plus efficaces que les autres, ainsi qu'on l'a prétendu; il prescrit de préférence les huiles les plus belles et les plus douces... Vous pourrez donc faire de même. Si l'huile d'œillettes, — la plus facile à administrer, —

soit, telle qu'elle est, soit mêlée aux aliments, ne réussit pas, vous passerez à l'huile blanche de foie de morue, sauf à en venir aux huiles brunes et rances, si, plus tard, on est forcé d'y recourir...

Enfin, on a encore recommandé la crème fraîche de lait, soit pure, soit aromatisée de quelques gouttes d'eau de fleurs d'orangers, de mènthe ou bien de rhum, etc., pour remplacer l'huile de foie de morue. Ce moyen est loin d'être à dédaigner ; cette crème se donnerait à la dose de deux à quatre cuillerées à potage par jour, suivant l'âge des enfants et la manière dont elle est supportée...

Lorsqu'après le sevrage prématuré, l'enfant est dans l'impossibilité de reprendre le sein, qui eut été le meilleur des remèdes, et lorsque le lait de vache reste indigéré, qu'il amène des vomissements, de ces diarrhées interminables, auxquelles succombent tant de jeunes enfants, on a souvent retiré de grands avantages de la viande crue, à laquelle on peut associer de la corne de cerf calcinée et pulvérisée, ou bien une autre poudre de phosphate calcaire... Le lait du soir, qui contient beaucoup plus de crème que celui du matin, de même que le lait trait le dernier, seraient aussi d'un bon effet pris à sa sortie du pis de l'animal, si l'âge de l'enfant le permet.

Quand le petit malade prend des aliments

solides, qu'il arrive à la deuxième enfance, ou qu'il a dépassé cet âge, son régime doit être mixte, composé de viandes, d'œufs, de poisson, de lait et de végétaux frais... On fera dominer les viandes et l'on s'abstiendra de végétaux farineux. La boisson sera de la bière, de l'eau rougie ; on pourra même donner un peu de vin vieux et généreux...

Un enfant grandit trop vite ; la taille de cet enfant, qui n'a que sept ans, est beaucoup au dessus de ce qu'elle devrait être à cet âge ; prenez garde au rachitisme, efforcez-vous de contre-balancer par le développement des muscles, cet extrême développement des os... Des exercices journaliers des bras et des jambes, des jeux, de longues promenades, le massage, les bains salés, les bons aliments, les viandes associées au laitage, mais avec prédominance de ce dernier, l'huile de foie de morue, les corps gras dont il a été question, le phosphate de chaux, le phosphate de fer s'il y a lieu, une hygiène générale bien appropriée, etc., et l'on arrivera au but...

Survient-il une fracture ; au médecin à y remédier... Au médecin également à prescrire les agents dont je viens de vous tracer l'incomplet et rapide exposé. Vous le comprenez parfaitement, n'est-ce pas, en vous entretenant de ces divers moyens, auxquels il me serait possible d'en ajouter quelques autres, il n'entre nullement dans mes vues de vous en voir faire par vous-mêmes l'application ; j'ai voulu vous démontrer seulement que la science est loin d'être désarmée contre cette affreuse maladie, comme bien des gens le prétendent ; qu'on peut la prévenir, et qu'une fois déclarée, on peut encore en triompher...

Pour ce qui est du rachitisme des adolescents et de celui des adultes, ce sont encore les mêmes moyens, ou à peu près, auxquels on devra recourir. Il est vrai de dire cependant que ces moyens sont loin d'avoir la même efficacité, dans le dernier principalement, qui, je vous l'ai dit déjà, résiste le plus ordinairement à toute espèce de traitement.

Après la guérison du rachitisme, alors que les os ont pris la consistance, la dureté de l'ivoire, après la période d'éburnation, toute tentative de redressement serait inutile, pourrait même devenir dangereuse ; il faut donc s'abstenir de tous les moyens mécaniques qui ont pu être plus ou moins vantés, et prendre son parti sur celles des difformités qui n'ont pas disparu...

J'ai fini, Mesdames, ce que j'avais à vous dire touchant le rachitisme : puissé-je avoir atteint le but que je me suis proposé... Vous me dites que ce but, je l'ai atteint pour vous ; vous ajoutez que je puis compter sur tous vos efforts pour répandre, le plus qu'il sera en vous de le faire, les enseignements que vous venez de recevoir. Ah! tant mieux!... tant mieux!... j'en suis profondément heureux!... Agissez donc, et que tous les véritables amis du bien, du progrès et de l'humanité, vous soient incessamment en aide...

12 mars 1866.

FIN.



Paris, librairie. — Mirecourt, imp. Humbert.

# TABLE DES MATIÈRES

www.ingramcontent.com/pod-product-compliance
Ingram Content Group UK Ltd.
Pitfield, Milton Keynes, MK11 3LW, UK
UKHW012051240726
13965UKWH00003B/1218

9 782011 911766